Vérités sur l'autisme

Martine MAUGENEST-CUVIER

VERITES SUR L'AUTISME

Essai

L'Harmattan

5-7, rue de l'École-Polytechnique ; 75005 Paris
http://www.harmattan.fr
diffusion.harmattan@wanadoo.fr
harmattan1@wanadoo.fr
ISBN : 978-2-343-08303-2
EAN : 9782343083032

À Charlotte et Nadia, qui m'ont poussée à mettre sur papier mon vécu si douloureux.

Ce livre est le fruit d'un travail long, difficile sur moi-même, et de recherche. Il démontre que l'autisme n'est plus une énigme.

Préface

Pendant de nombreuses années, j'ai été dans l'incapacité d'établir une relation avec autrui. Aucun échange n'était possible, des troubles visuels, auditifs, une impression de paralysie contribuaient à m'isoler. Le plus souvent apathique, je ne pouvais me servir de mon intelligence qu'à une seule condition : qu'elle ne soit pas mise au service de la relation. Tous mes efforts pour sortir de cette situation semblaient vains, une analyse interminable m'a permis de comprendre que j'étais restée « ancrée » sur mes premiers mois de vie.

A partir de ce moment-là, je me suis penchée sur les nombreux témoignages d'autistes, chacun décrivant avec beaucoup de minutie son enfer quotidien, ses méthodes pour essayer d'y échapper mais tous ces récits avaient un point commun : la nécessité absolue de se tenir à distance de l'Autre par tous les moyens possibles. Il leur fallait dresser une « barrière virtuelle » entre eux et l'entourage. Ils s'isolaient tout en restant à l'écoute de ce qui se passait autour d'eux.

Pourquoi un tel comportement ? Mes recherches m'ont conduite vers les travaux de Freud sur l'inconscient, ceux de Piaget, Wallon et Malrieu sur la psychologie de l'enfant. L'agressivité refoulée dont parle Freud joue un rôle primordial dans l'autisme. Ainsi, les propos tenus par la petite patiente de Bettelheim, qui jouait avec les mots et répétait inlassablement « *weather* » qui correspondait en fait à « *we ate her* » (nous la mangions), deviennent très clairs : elle avait peur de détruire sa mère en prenant le sein maternel et elle se tenait donc à distance pour protéger celle-ci de son agressivité destructrice inconsciente.

Pourquoi ce livre ?

A travers les récits, les témoignages d'autistes décrivant avec précision leur douloureux vécu, je retrouvais mes craintes, mes peurs paniques, mes blocages si mal compris par mon entourage, ce qui m'avait conduite à m'isoler. Après une analyse interminable où l'on a fini par me dire qu'un être humain ou une table, c'était la même la chose pour moi, j'ai décidé de me prendre en charge, c'était devenu la seule solution.

L'autiste vit dans une tourmente sans fin, il ne connaît jamais le repos.

Je me suis posé les questions suivantes : quand ? comment ? pourquoi ? L'autisme débute pendant la petite enfance. Que se passe-t-il dans cette période ?

Je suis allée chercher les réponses en reprenant les travaux de Freud sur l'inconscient du jeune enfant, le « Ça » et le « Moi », et de Piaget, Wallon et Malrieu sur l'enfant de 0 à 3 ans. Avec cet éclairage, des comportements déroutants prenaient un sens et devenaient compréhensibles. En dernier lieu, j'ai consulté quelques ouvrages écrits par des spécialistes de l'autisme, et je me suis aperçue qu'on ne trouve jamais de réponse à la question suivante : comment devient-on autiste ?

La clé de ce problème se trouve chez Freud. Tout au long de ce livre, je vais m'efforcer de prouver que les patients obéissent à des contraintes psychologiques inconscientes acquises dans la petite enfance. Le fait de comprendre les mécanismes à l'origine de ces contraintes va permettre d'adapter des techniques pour traiter la maladie.

Un travail, un combat de tous les instants m'a permis de percer l'énigme de l'autisme. Ayant toujours présent à l'esprit ce lointain passé où mon agressivité inconsciente, à l'origine d'une culpabilité agie, m'imposait de me mettre à distance de l'Autre, j'ai enfin pu progresser, m'insérer dans la société et me construire un avenir en maîtrisant ce passé.

Tout au long de ce livre, je reprends volontairement de nombreux exemples et citations provenant des ouvrages notamment d'Henri Rey-Flaud (*Les enfants de l'indicible peur*, Paris : Aubier, 2010) et d'Uta Frith (*L'énigme de l'autisme*, Paris : Odile Jacob, 2010), auxquels j'apporte des interprétations extrêmement dissemblables. Pour progresser dans la connaissance de l'autisme, il est intéressant de tenir compte de points de vue différents et d'apprécier les sources qui conduisent à de telles interprétations.

Introduction

Ce trouble déroutant que constitue l'autisme a toujours existé, mais il a fallu attendre 1943, avec Léo Kanner et 1944, avec Hans Asperger, pour qu'il soit nommé et que l'on commence à le décrire. La difficulté à progresser de la psychiatrie dans la connaissance de cette pathologie a laissé la place aux neuropsychologues et généticiens, qui semblent beaucoup peiner à identifier des gènes responsables de ce mal-être.

Afin de comprendre ce qui va suivre, il est indispensable d'avoir présents à l'esprit les travaux de Freud, Piaget, Wallon et Malrieu sur lesquels s'appuient Jean-Claude Filloux et Paul Cesari. Jean-Claude Filloux précise que « la phase orale est associée pour le nourrisson au plaisir de sucer[1] », celui-ci vit centré sur sa mère et satisfaire son besoin de succion est primordial. **« Le "Ça" est l'ensemble des instincts primitifs et comporte notamment tous les éléments refoulés d'ordre sexuel ou agressif[2]. » Pendant ce stade oral, le « Ça »** (qui représente les pulsions) **est tout puissant,** il s'impose et le « Moi » (instance de régulation du « Ça », obéissant au principe de réalité) est à peu près inexistant. **L'enfant est donc sous l'emprise de ses pulsions, c'est le besoin de sucer et de prendre du plaisir qui le gouverne.**

Dès les premières semaines de vie, ce besoin impératif est associé à des éléments agressifs. L'enfant va donc devoir prendre, se satisfaire sans détruire. Il est essentiel de

---

[1] Jean-Claude Filloux, *L'inconscient,* 1961, PUF, « Que sais-je ? » n°285, p.63

[2] *Ibid*, p. 90

tenir compte de cette composante agressive, qui est déterminante.

Dès sa naissance, l'enfant appréhende le monde à travers ses organes des sens. Voir, entendre, toucher, sentir, goûter contribuent à établir un lien avec la mère.

Paul Cesari parle de la première enfance (de 0 à 3 ans) en reprenant **les études de Piaget qui qualifie cette période d'intelligence sensori-motrice [3] . Wallon remarque que « cette intelligence sensori-motrice est pénétrée de facteurs sociaux : les gestes du nourrisson sont suscités par l'entourage social[4]. » Malrieu précise que l'intelligence sensori-motrice ne peut être séparée de l'affectif[5].** Donc, de 0 à 3 ans, l'intelligence sensori-motrice est liée à l'affectivité et tous ces facteurs sont indissociables ; c'est aussi la période du stade oral avec ses éléments agressifs refoulés. L'agressivité dont parle Freud ne peut être orientée que sur la mère : agresser la mère, c'est risquer de la dévorer en prenant le sein, l'enfant se met alors à distance pour la protéger. Cette intelligence sensori-motrice qui aurait dû guider l'enfant vers la mère va être utilisée pour maintenir des distances avec elle. Tout ce qui met en éveil les organes des sens active la motricité, l'intelligence et l'affectivité, et, à l'inverse, un blocage au niveau de ces organes des sens va avoir des répercussions sur la motricité, l'intelligence et l'affectivité.

Dans cette période, l'enfant se sent tout-puissant face à sa mère, le besoin d'aller vers elle, lié à des éléments agressifs, peut avoir des effets dévastateurs. Le premier contact qu'il établit, c'est avec sa mère. Il va très vite être

---

[3] Paul Cesari, *Psychologie de l'enfant*, 1960, PUF, « Que sais-je ? » n°389, p.13 et p. 94
[4] *Ibid*, p. 98
[5] *Ibid.*

confronté au problème suivant : prendre le sein sans détruire.

La plupart des enfants résolvent cette difficulté et choisissent la voie du plaisir. Certains vont établir une distance avec leur mère et par la suite avec les Autres. Toute leur vie sera marquée par des difficultés relationnelles, tel fut mon cas. Pour ceux qui ne parviennent pas à trouver un compromis entre amour de la mère, recherche du plaisir et pulsions destructrices, la vie va devenir un enfer. Se rapprocher de la mère, c'est se faire plaisir mais en même temps, c'est risquer de la détruire. Il faut donc se tenir à distance pour la protéger de cette violence. Ce comportement est permanent chez l'autiste, il n'y échappe ni le jour ni la nuit.

En se mettant à distance, il exprime sa culpabilité inconsciente, on peut alors dire que **l'autisme est l'expression de la culpabilité agie du stade oral.**

Une vie infernale

Ce chapitre constitue un survol volontairement abrégé de mon histoire personnelle.

***

Une naissance banale, la troisième d'une fratrie de trois, un poids dans la norme et pourtant très vite des troubles digestifs sont apparus, associés à des vomissements. Ma mère me donnait jusqu'à huit biberons par jour, les rejets alimentaires s'enchaînaient, je n'allais pas bien.

Ma mère, malade, fatiguée, m'a confiée à une nounou qui s'occupait aussi de mon frère et de ma sœur, elle vivait sous le toit familial. Mon état ne s'améliorait guère.

La maladie de ma mère (une tuberculose pulmonaire) entraîna une dégradation de sa santé et aucun contact possible avec moi.

Vers l'âge de trois ans, je l'ai aperçue dans le vaste jardin de la propriété que nous habitions, elle me vit également. Nous étions à environ trois mètres l'une de l'autre et tout s'est figé. Elle m'a regardée sans parler et j'ai fait de même, puis elle s'est éloignée. Par la suite, j'ai évité de la rencontrer, je me cachais, mais cette scène a certainement été très traumatisante et me renvoie au passé. Qu'avais-je donc fait ? Je devais penser sans doute que j'étais coupable puisque ma mère me mettait à distance, mais pourquoi ?

A nouveau, je ne voulais plus manger, j'étais repliée sur moi-même, triste sans en comprendre les raisons. Souvent, je m'asseyais sur une marche dans le jardin en proie à des troubles visuels (vision colorée), auditifs, l'esprit ailleurs. Je ne me plaignais pas, je ne pouvais aller vers personne, seule ma chienne, une superbe chow-chow me tirait de cette rêverie. Je courais vers elle, la prenais dans mes bras et goûtais ainsi un peu de bonheur.

Mon frère, de trois ans mon aîné, arrivait à me stimuler et m'empêchait ainsi de m'enfoncer. Avec lui, je pouvais jouer alors que seule, je m'enfermais dans la tristesse, rongeant mes ongles.

Vers l'âge de quatre ans, ma mère était de plus en plus fatiguée, elle ne se levait plus. Un jour, on m'a emmenée dans une vaste pièce où elle était allongée sur un lit. Mon frère et ma sœur étaient près d'elle. Je me suis installée dans un coin sans bouger, personne ne m'a fait signe de me rapprocher. Cette scène a sans aucun doute renforcé ma culpabilité, j'ai dû penser que j'étais particulièrement méchante pour être traitée ainsi. A nouveau, j'avais l'impression d'être dans le vide, mes troubles digestifs ont redoublé, je vomissais (j'étais retombée sur ces premières semaines de vie – le stade oral).

Quelques mois plus tard, ma mère est décédée. Sur le moment, j'ai eu l'impression que j'allais être libérée de ces scènes insupportables. Très vite, j'ai totalement occulté ce passé, mais en fait, je l'ai profondément enfoui en moi. Je me sentais mal, le contact avec ma nounou était difficile, rien ne me faisait plaisir, seule ma chienne me sortait de cet état.

Mon père était distant avec moi, mais également avec mon frère et ma sœur, je me sentais très seule. Je voyais près de moi mon frère et ma sœur qui semblaient heureux.

Les débuts de ma scolarité vers quatre ans et demi furent chaotiques. J'avais peur de l'institutrice et je me plaignais d'avoir mal au ventre pour ne pas aller à l'école. Les apprentissages scolaires n'étaient pas satisfaisants, bien faire c'était être appréciée de mon institutrice, c'était ce que je souhaitais, mais en même temps, je me l'interdisais. Il m'arrivait de réussir un travail et aussitôt, je l'annihilais par un échec ou un comportement inadéquat. Je désirais faire comme mes aînés mais un blocage rendait cela impossible.

La situation a fini par évoluer et j'ai pu enfin progresser. A l'époque, je ne pouvais pas comprendre ce qui avait permis de lever cet obstacle, mais aujourd'hui, après avoir accompli un gros travail sur moi-même, tout est devenu limpide. J'avais réussi à créer une sorte de « bulle virtuelle » autour de moi, à me mettre « entre parenthèses », je n'étais plus dans la relation avec l'autre et tout devenait alors possible, mon travail n'était plus orienté vers l'institutrice, mon cerveau pouvait alors fonctionner normalement. Cet état d'isolement, je pouvais l'obtenir en adaptant mes organes des sens à la situation, ils concouraient à m'isoler et non pas à aller vers l'autre (c'est le mode de fonctionnement que pratiquent les autistes).

Les années collège furent bien compliquées. Je me sentais toujours très seule, avec le besoin de contacts, mais cela était impossible. Je retrouvais toujours cette contradiction : vouloir et s'interdire de vouloir en même temps. Ainsi, pendant quatre ans, j'ai vécu une « pseudo-relation » à trois avec deux autres filles de mon âge. J'ai passé mon temps à essayer de me rapprocher de l'une en éliminant l'autre, puis, quand je me sentais trop proche de la première, une rupture avait alors lieu et j'amorçais un mouvement vers la seconde. Le même mécanisme fonctionnait et finalement, à la fin de l'adolescence, je me suis retrouvée seule, incapable d'aller vers qui que ce soit, j'avais quinze ans. Ce fut le début de l'enfer.

Je ne pouvais travailler qu'en créant cette sorte de « bulle » autour de moi, ce qui m'a permis de passer le Bac.

Mon frère et ma sœur se construisaient un avenir, pour moi c'était le vide, je n'avais plus ma chienne, mon mal-être s'accentuait.

J'ai entrepris des études supérieures comme mes aînés et j'ai fini par rencontrer une étudiante qui semblait, elle aussi, très isolée. Pendant deux ans, nous avons formé une sorte de tandem. En fait, je vivais plutôt dans son ombre. C'était une personne froide, désagréable, cela me permettait de maintenir mes distances jusqu'au jour où elle a décidé de préparer les examens de fin d'année avec une troisième étudiante. A partir de ce moment-là, j'ai compris que je ne devais plus rester dans son ombre, et pour ne pas retomber dans une extrême solitude, il fallait que je sois capable « d'exister » en face d'elle, mais c'était impossible pour moi. C'est alors que tout s'est effondré en quelques heures. Mes organes des sens se sont mis à dysfonctionner, ma vue s'est troublée, les sons me parvenaient modifiés, j'avais peur des contacts physiques, je ne mangeais plus, je vomissais. J'étais devenue apathique, restant assise sur une chaise pendant des heures. Je ne pouvais plus travailler, je ne comprenais plus le sens des phrases simples, les mots perdaient leur signification et en même temps, j'étais consciente de ce qui m'arrivait, sans savoir pourquoi. C'était l'enfer.

Aujourd'hui, tout me semble évident. La nécessité qui s'était imposée à moi d'être en face de l'autre, de ne plus fuir, m'avait renvoyée au passé (stade oral). En effet, organes des sens, motricité, intellect, tout était perturbé. Il s'agissait bien de l'intelligence sensori-motrice du stade oral étudiée et approfondie par Piaget[6].

---

[6] *Ibid*, p. 13, 98 et 99

L'autiste doit impérativement maintenir sa distance, physique et par la pensée, avec l'autre, sinon tout s'écroule. Il est obligé de placer un « écran » entre lui et l'autre (par la suite je développerai un certain nombre de méthodes employées pour parvenir à ce résultat).

Comprenant que je ne pourrais pas remonter la pente seule, j'ai entrepris une analyse. Après une première analyse qui a duré plusieurs années, j'ai fait le bilan et je me suis aperçue que finalement rien n'avait évolué. J'ai changé d'analyste, convaincue qu'il fallait aller chercher la clé de mes problèmes dans ma petite enfance. J'espérais une évolution favorable, mais au bout de quelques années, ce deuxième analyste m'a mise dehors en me disant : « Une table ou un être humain, c'est la même chose pour vous, trouvez la bonne distance. »

Une troisième analyse m'a permis de me remettre « entre parenthèses » et de prendre conscience de mon comportement après un grand travail sur moi-même. J'ai enfin pu terminer les études que j'avais interrompues bien des années plus tôt en recréant cette sorte de « bulle virtuelle » qui contribuait à m'isoler. Un diplôme en poche, la situation était moins sombre, mais j'étais toujours aussi mal. J'aurais voulu aller vers les autres, mais c'était toujours impossible.

J'ai donc décidé de m'engager dans une quatrième analyse. Au bout de plusieurs années, j'ai senti que l'analyste se lassait et cherchait une porte de sortie. J'ai eu l'impression de ne pas être comprise et je suis partie. C'est pendant cette période que mes troubles digestifs sont réapparus sous la forme d'un reflux. Différents symptômes se sont succédé sur deux ans. Tout d'abord la voix voilée, suivie de brûlures œsophagiennes, puis de violentes douleurs à la base de l'œsophage, point de départ des vomissements du nourrisson, et finalement une douleur au niveau du dos, correspondant à la projection de la douleur au niveau de la base de l'œsophage. Aujourd'hui, seule cette douleur dorsale apparaît parfois, me rappelant que je suis bien ancrée sur le stade oral. Je sais alors ce qu'il se passe.

Mes organes des sens se sont mis à « cafouiller ». Lorsque je regardais quelqu'un, je ne le voyais pas, tout était flou et je baissais la tête. Si l'on me parlait, je n'entendais plus en direct mais seulement l'écho de la voix. Mon odorat se bloquait à l'approche de quelqu'un, mon cerveau fonctionnait très mal, j'avais l'impression d'être « dans le brouillard ».

Ces douleurs musculaires qui m'accompagnaient semblaient se renforcer. C'est aussi pendant cette période qu'un TOC [7] s'est installé. Cela prenait la forme d'une contrainte à laquelle je devais obéir. Je ne pouvais jeter des objets, quels qu'ils soient, sans qu'une forte angoisse n'apparaisse. Il me fallait les conserver. S'ils se cassaient ou se détérioraient par inadvertance, l'angoisse s'installait. Un jour, en réfléchissant à ce comportement, j'ai spontanément mis des mots sur cette façon d'agir : « Prendre, garder, retenir, ne pas détruire. » C'était cela que je me répétais plusieurs fois par jour.

Il devenait évident que ce TOC, les troubles sensori-moteurs, le blocage intellectuel, tout cela était lié. Selon Piaget[8], il s'agissait bien de l'intelligence sensori-motrice de la petite enfance, et selon Freud[9], j'étais bien sur ce stade oral où le « Ça » (les pulsions) impose sa loi. L'enfant vit centré sur sa mère, il prend un très grand plaisir à sucer le

---

[7] *Voir glossaire.*

[8] *Ibid*, p. 13, 98 et 99

[9] Jean-Claude Filloux, *L'inconscient*, op. *cit.*, p. 90

sein mais en même temps ce plaisir est associé à des éléments agressifs et destructeurs. Ce TOC me disait bien « ne pas détruire ». Bien sûr, l'enfant n'est pas conscient de ce qu'il se passe, pas plus que son entourage, il se vit comme coupable. Sa culpabilité va s'exprimer en se mettant à distance de la mère dans un geste spontané de protection de celle-ci : **c'est la culpabilité agie du stade oral.**

Par la suite, tout son comportement n'aura qu'un seul but : protéger sa mère en gardant ses distances par tous les moyens possibles, mais en même temps, il cherchera à aller vers elle, d'où ce mouvement de va-et-vient permanent qu'exprime sans cesse l'autiste.

Toutes ces réflexions représentent un énorme et long travail qui s'est étalé sur de nombreuses années. Réalisant que je ne pouvais compter sur l'aide de personne, j'ai décidé de me battre seule. J'ai pris l'habitude d'être à l'écoute de ce qui se passe dans ma tête et dans mon corps, observant mes attitudes en toutes circonstances. J'ai complété ma réflexion par la lecture de grands maîtres tels Freud, Piaget etc.

Ayant compris le mécanisme qui fonctionnait, j'allais pouvoir réagir. Un « Moi » raisonnable, responsable, devait prendre le contrôle du « Ça ». Pour cela, il faut prendre conscience de ce retrait qui s'opère spontanément en face de l'Autre, lutter contre cette attitude, s'interroger (au bout d'un certain temps, ce comportement devient automatique), se dire que ce mouvement exprime la culpabilité agie, rapporter cela au stade oral. On finit par arriver à une certaine maîtrise. Ce qui était inconscient va devenir conscient et c'est en se « frottant » aux obstacles que l'on progresse. L'agressivité va s'atténuer, la culpabilité aussi, les émotions vont s'exprimer enfin. Le passage de la culpabilité agie à la culpabilité sentie se fait progressivement.

Autisme et organes des sens

On se sert de ses organes des sens pour entrer en relation avec l'Autre. On voit quelqu'un, puis on l'entend, on se rapproche de lui jusqu'à le toucher, on perçoit son odeur ; on mange en goûtant. Tout cela est intolérable pour l'autiste qui va fuir par tous les moyens possibles.

***

Le regard

Le premier regard que rencontre le nouveau-né est celui de sa mère et le plus souvent, il y répond. Dans quelques cas, des anomalies génétiques, des accidents de la vie intra-utérine ou des lésions durant l'accouchement empêchent ou retardent ce premier contact.

Certains enfants vont soutenir le regard de leur mère puis la situation se dégrade très vite : leur regard se dérobe. Ce comportement, associé le plus souvent à de l'agitation, traduit une souffrance psychique. Le début de la relation qui semblait s'établir s'est brisé. L'enfant se met à distance, et en agissant ainsi, il brise le lien qui était en train de se créer afin de protéger de son agressivité destructrice inconsciente. En effet, cette période de la vie correspond au stade oral, l'enfant appréhende le monde à travers les organes des sens mais selon Freud, c'est aussi la période où le « Ça » est tout-puissant. La recherche du plaisir auprès de la mère est liée à des éléments agressifs (donc le risque de détruire la mère est présent dans l'inconscient de l'enfant).

Chaque autiste a sa façon d'éviter le regard de l'autre. Il peut baisser la tête, regarder l'autre à travers ses mains, les doigts écartés, ou regarder en face avec un regard vide, les yeux « écarquillés », ce qui trouble la vue. Enfin, tout est bon pour ne pas voir l'autre. Quand la fuite est possible, l'autiste choisit cette issue.

La voix, le langage, les sons.

Après le regard, la voix de la mère est une invitation à la relation. L'enfant peut reconnaître sa mère par le son de sa voix avant de la voir. Il identifie les bruits et c'est aussi pour lui la façon de savoir où elle se trouve, de suivre son approche, qui déclenche chez l'autiste une réaction de crainte. Par extension, les bruits deviennent source de perturbations, ils pénètrent dans les oreilles sans pouvoir être arrêtés, contrairement aux regards qui peuvent être contrôlés. Très vite, l'enfant autiste va établir deux catégories de bruits, de sons : ceux qui peuvent créer un pont entre lui et l'Autre, par exemple entre deux personnes discutant dans la rue, le téléphone qui sonne, un enfant qui pleure, seront mal supportés (parce que par projection, il est dans la relation) ; mais si l'autiste perçoit le chant des oiseaux, le bruit de l'eau qui tombe, le vent qui souffle dans les arbres, il n'a plus de raison d'être paniqué. La majorité des autistes entendent parfaitement bien, identifiant l'origine des sons qui leur parviennent.

Les enfants autistes parlent plus tard que les autres, voire beaucoup plus tard, certains restant mutiques. Pourquoi ? En effet, c'est pendant le stade oral que l'enfant va commencer à émettre des sons orientés et plus tard parler mais c'est aussi pendant cette période, selon Freud, qu'il va prendre beaucoup de plaisir près de sa mère, cela associé à des éléments agressifs inconscients. Celui qui n'arrive pas à trouver un équilibre entre les deux aspects va se mettre à distance. En effet, parler c'est aller vers la mère et vers l'Autre, c'est établir une relation, c'est risquer de la détruire. Ne pas parler c'est protéger la mère et éviter la relation.

Ces enfants, adolescents, adultes qui ne parlent pas comprennent en fait tout ce qu'on leur dit. Ils « se parlent » dans leur tête. Ils sont dans un contrôle permanent, aucun mot ne doit sortir de leur bouche et parfois, échappant à ce contrôle, un mot, une phrase est prononcée puis ils se taisent. Ceci est très rassurant pour les parents. On sent bien que la parole est là, mais elle ne sort pas, puis, un jour, tout devient possible, l'autiste a trouvé la solution, il peut parler à condition de ne pas s'adresser à l'Autre, de ne pas être dans la relation, il crée une sorte de « bulle virtuelle » autour de lui, il est « entre parenthèses », donc il maintient son isolement en face de l'Autre. Certains vont parfaire ce retrait en modulant leur voix qui pourra être faible, monocorde, sans nuance, sans intonation, comme celle d'un automate. Certains mots vont être volontairement déformés, tout est bon pour lasser l'Autre et ainsi se faire mettre à l'écart. Ces mêmes personnes seront capables d'avoir une voix tout à fait normale si elles s'adressent à un animal ou se croient seules. Il est bien clair que l'autiste est bloqué face aux autres êtres humains, son comportement étant totalement différent face aux animaux (j'insisterai par la suite sur l'importance de cette observation).

Le toucher

Pour l'autiste, le contact physique est insupportable, il ne va jamais vers l'Autre pour le toucher, il contrôle la situation. Mais à l'inverse, être touché par l'Autre n'est plus contrôlable. L'autiste est pris de panique. Ainsi, Donna Williams a écrit un livre intitulé *Si on me touche, je n'existe plus*[10]. Temple Grandin, elle, a écrit qu'être touchée « c'était comme se faire avaler par une baleine[11] ».

Ces deux témoignages expriment une idée précise : plutôt disparaître qu'être au contact de l'autre. Pour l'autiste, il y a un danger. Est-ce la peur d'être détruit par l'Autre ou la peur de détruire l'Autre ?

Dans le premier cas, pourquoi s'anéantir, se morceler, comme c'est le cas dans nombre de témoignages d'autistes, puisque l'on va être détruit ? Dans le second cas, c'est l'enfant qui est dangereux pour l'autre (c'est le stade oral avec la recherche du plaisir en prenant le sein alliée à son agressivité inconsciente, selon Freud). Pour éviter le contact, l'autiste choisit de ne plus exister par la pensée, de tomber en morceaux, etc. Ce comportement est sa façon de protéger l'Autre de la destruction. L'autiste se vit comme étant un danger pour l'autre, il n'en a pas conscience et sa conduite est l'expression d'une culpabilité agie.

Quand le contact physique a lieu, l'autiste adopte souvent une attitude faite de raideur (les muscles sont tendus), il se retire de ce corps par la pensée, ce n'est plus le sien, ses bras et ses jambes sont des éléments sans vie. En effet, s'il s'agit de son propre corps, c'est un danger pour l'Autre, pense-t-il inconsciemment. Le morcellement de ce corps par la pensée ne représente plus un risque pour l'Autre.

---

[10] Donna Williams, *Si on me touche, je n'existe plus*, 1999, J'ai lu

[11] Temple Grandin, *Ma vie d'autiste*, 1994, Odile Jacob, p. 42

Le goût

Les mères d'enfants autistes savent combien il est difficile de nourrir leur enfant. Avec les biberons, les rejets et vomissements se multiplient, plus tard, l'introduction d'une nourriture diversifiée avec des morceaux complique encore les choses. L'enfant refuse de mâcher, de mastiquer, d'avaler. Le temps de passage dans la bouche doit être le plus court possible. Goûter, se faire plaisir, est impossible pour l'autiste. Que se passe-t-il donc ?

L'enfant reste ancré sur ses premières semaines de vie durant lesquelles prendre le sein maternel, se faire plaisir, signifiait aussi prendre le risque de détruire la mère, d'où ce refus de manger, de goûter. Tous finissent par trouver au bout de quelques années un moyen terme, avaler rapidement sans goûter. J'ai pratiqué cela pendant de très nombreuses années.

L'odorat

Chacun sait combien l'odeur de la mère est importante pour son nourrisson. Le plus souvent, le bébé part en crèche avec un linge imprégné de cette odeur maternelle. L'enfant en a besoin, c'est un lien invisible entre lui et sa mère, et cela le rassure.

L'autiste est gêné, perturbé, par l'odeur de sa mère. C'est une proximité, une présence, il craint d'être touché, ce qui est pour lui insupportable. Ainsi, il bloque cette source venant de l'Autre en s'efforçant de ne pas percevoir d'odeur.

L'autiste utilise ses organes des sens selon les circonstances, le plus souvent, c'est pour se mettre à distance de l'Autre. Si ces derniers ne sont pas mis au service de la relation, ils fonctionnent normalement. L'autiste n'a aucune gêne s'il s'agit de sentir le parfum d'une fleur, par exemple.

Autisme et motricité

Le plus souvent, l'enfant autiste est mou, apathique, ne réagissant pas aux stimulations venant de sa mère. Il faut garder présents à l'esprit les travaux réalisés par Piaget, Wallon, Malrieu. De 0 à 3 ans, l'intelligence est sensori-motrice, ne pouvant être séparée de l'affectivité.

Toute activité constitue un pas vers l'Autre (pour le jeune enfant, c'est un pas vers la mère). Dans l'autisme, ce pas est suspendu, bloqué, l'enfant se tient toujours à distance par tous les moyens possibles, ce qui entraîne, au niveau musculaire, une sorte de blocage avec des contractures plus ou moins douloureuses, mais dont les malades ne parlent guère (pour eux, c'est secondaire, et puis, en parler c'est établir un contact et ils ne le souhaitent pas).

J'ai personnellement connu ces douleurs et cette inhibition brutale.

Il y a aussi des périodes de grande agitation, où l'enfant essaye d'échapper à ses peurs paniques. Il se jette par terre, ses bras et ses jambes vont dans tous les sens, il se tape la tête contre les murs et se blesse.

Comment comprendre ces gestes qui visent à se faire du mal ? C'est leur façon d'exprimer : « Je mérite d'être puni, mais comme personne ne le fait, alors je le fais moi-même. » De quoi se punissent-ils ? Ils se vivent comme étant coupables de leur agressivité destructrice inconsciente à l'égard de leur mère (c'est la culpabilité agie du stade oral). Si rien n'est entrepris pour faire évoluer une telle situation, toute sa vie la personne restera fixée sur cette difficulté non résolue de la petite enfance.

Autisme et intelligence

Beaucoup d'enfants autistes semblent présenter un retard mental, quelques-uns, dits Asperger, sont capables de réaliser des performances intellectuelles. Quand on cherche à tester ces enfants, on constate qu'ils échouent à chaque fois que l'on fait appel à leur bon sens et à leurs capacités de communication, selon Uta Frith[12].

Pourquoi ? Pour un autiste, échanger, communiquer, se mettre à la place de l'autre en pensée est impossible, il ne peut établir de relation, d'où ces échecs constatés lors des tests. L'enfant doit garder ses distances avec l'Autre, tout ce qui entraîne un rapprochement est pour lui « catastrophique », il vit dans le passé où se rapprocher de sa mère, c'était risquer de la détruire, pensait-il dans son inconscient.

L'apprentissage de la lecture est une épreuve pour l'autiste. Il faut d'abord assembler les lettres et là on est dans le rapprochement, ce qui renvoie à cette proximité intolérable pour lui. Ensuite, les mots vont être mis en relation les uns avec les autres pour que la phrase prenne un sens, et à nouveau, cette liaison pose un problème. Tout doit être séparé, sans lien, selon la règle établie par ces petits malades. Il faut *se* mettre à distance, la proximité est infernale.

Comprendre le sens d'un texte, c'est aussi une ouverture vers la possibilité d'échanger, et c'est donc la panique pour l'autiste. J'ai personnellement vécu cette situation.

Deux options sont possibles : soit l'autiste crée une sorte de « bulle virtuelle » autour de lui (c'est ce que font

---

[12] Uta Frith, *L'énigme de l'autisme*, 2010, Odile Jacob, p. 213

notamment les Asperger), et il va progresser dans la compréhension en veillant à ne jamais être dans la relation, soit il ne trouve pas cette voie et tout progrès devient alors impossible dans ce domaine. On s'explique aisément qu'il soit beaucoup plus à l'aise avec les mathématiques (abstraction) qu'avec les lettres (plus axées sur l'échange, la communication et le contact).

Pour l'autiste, se servir de son intelligence, c'est aller vers l'Autre, la bloquer, c'est maintenir ses distances. On trouve toujours le même mode de fonctionnement : parler, c'est le mouvement vers l'Autre, rester mutique, c'est être en retrait.

Pour beaucoup de ces enfants, l'intelligence est bien là, mais ils ne l'expriment pas, ils se soumettent à un rigoureux contrôle pour que rien ne passe et puis, un jour, échappant à ce contrôle, des mots surgissent tel cet enfant qui un jour lit l'heure à haute voix, alors que personne ne le lui a appris. En effet, les autistes se construisent sans la participation de l'autre, ils écoutent, regardent, observent, analysent sans que personne ne s'en aperçoive. Ils absorbent une nourriture intellectuelle qu'ils gardent pour eux. Si on les questionne, ils ne répondent pas, ils semblent ignorants, mais en fait, ils s'abritent derrière des « remparts » destinés à faire barrière entre eux et le monde (pour protéger ce dernier de leur agressivité inconsciente).

Quand l'intelligence n'arrive pas à émerger, il est évident que l'enfant est sous l'emprise d'un « Ça » tout puissant (*voir glossaire*), il se vit comme étant extrêmement dangereux pour l'Autre. Pour qu'une évolution soit possible, le seul moyen est de lui imposer fermement de faire l'effort d'apprendre pour progresser. C'est le principe des méthodes utilisées actuellement, qui, finalement, se substituent au « Moi » inexistant ou défaillant de l'enfant.

Le cas des autistes de « haut niveau », Asperger, représente un très faible pourcentage. Ils peuvent faire de brillantes études mais leur handicap est toujours présent et ils sont obligés de composer avec celui-ci en permanence. Leur intelligence est intacte, ils ont créé cette « bulle » autour d'eux, ils ont su adapter leur comportement particulier aux autres mais dès qu'il s'agit d'établir une relation, le passé les rattrape. Ils retombent sur leurs difficultés non résolues du stade oral, où ils se mettaient à distance de leur mère. On peut dire que ces personnes ont réussi à s'insérer dans la société mais qu'elles restent profondément handicapées bien que cela ne soit pas si apparent. Ils ont appris à masquer leurs problèmes et à composer avec ceux-ci.

Autisme et agressivité

Comment mettre en évidence ces éléments agressifs refoulés dont parle Jean-Claude Filloux dans *L'inconscient*, se référant à Freud ? Ce que l'on constate, c'est que l'enfant autiste est dans l'incapacité d'aller vers l'Autre (substitut de la mère), pourtant il vit dans un perpétuel mouvement orienté vers cet Autre, qu'il cherche à arrêter par tous les moyens en son pouvoir (mains plaquées sur les oreilles pour ne pas entendre, yeux « écarquillés » pour ne pas voir, mutisme, apathie, intelligence non exprimée etc.).

Pour l'adulte, déceler cette agressivité demande un travail de tous les instants sur soi-même. Il faut chercher, traquer, s'interroger sur tous les actes conscients ou inconscients qui se font quotidiennement, les appréhender, les comprendre, se poser des questions pour savoir comment ils peuvent se former. Ainsi, j'ai pu constater chez moi-même une violence inconsciente qui émergeait par petites touches et que je m'empressais de ré-enfouir aussitôt qu'elle apparaissait.

Il arrive que le jeune enfant adopte une attitude de retrait par rapport à sa mère, c'est le cas de l'enfant qui est triste, dépressif, et qui se sent rejeté mais dont le souhait profond est d'aller vers cette dernière. Le jeune autiste aussi se met en retrait, c'est lui qui place cette distance avec la volonté de la maintenir contrairement à l'enfant cité précédemment.

Ces jeunes enfants utilisent leurs organes des sens (on est dans la période qualifiée de *sensori-motrice* par Piaget) pour gérer la situation. Dans le cas de l'enfant qui se sent mis à l'écart, ses sens sont en éveil, il guette à travers eux le moindre signe qu'il pourrait prendre comme une acceptation, un appel venant de la mère, son désir est d'aller vers elle, d'établir une relation, un contact physique, ce qui lèverait sa dépression. Dans le cas de l'autiste, ses organes des sens vont lui permettre de localiser l'Autre pour le situer et maintenir ses distances. Il est toujours en éveil, prêt à fuir, à s'interdire de voir, d'entendre, de sentir, évitant le contact.

Donc, l'un utilise ses organes des sens pour essayer d'aller vers l'Autre et s'en approcher, l'autiste les utilise dans un but inverse, c'est-à-dire fuir et se tenir éloigné.

Si l'enfant avait spontanément fait le choix de se tenir à distance de l'Autre, comme semblent le penser certains spécialistes de l'autisme, il serait indifférent à l'Autre et ne souffrirait pas d'une telle situation. Il vivrait dans le calme et sereinement. L'autiste est pris dans une contradiction : désirer aller vers l'Autre et en même temps se l'interdire. C'est l'origine de sa très grande souffrance.

Si l'enfant se tient en retrait, c'est donc qu'il se vit comme potentiellement dangereux en face de sa mère et plus tard de l'Autre, et c'est sa façon de la protéger. En effet, l'enfant qui prend le sein maternel éprouve beaucoup de plaisir mais dans son inconscient, il a peur aussi de détruire, de dévorer avec sa bouche. Les enfants qui choisissent la voie du plaisir, soit la majorité d'entre eux, trouvent facilement une issue favorable mais pour les autres, la route va être beaucoup plus difficile.

Essayons de mettre en évidence l'agressivité de ces derniers.

L'enfant qui refuse le sein maternel, qui pleure, se débat, rejette le lait et toute alimentation renonce à se faire plaisir. Pourquoi ? Parce qu'il a peur de détruire en incorporant le sein. Ce comportement s'explique. L'enfant cherche avant tout à protéger sa mère de la violence inconsciente qu'il développe à son égard. C'est lui le « tueur ». Le stade oral est la période durant laquelle le « Ça » gouverne, l'enfant vit sous l'emprise de ses pulsions, il se sent tout-puissant. Si l'on essaye de contraindre ces enfants à manger, alors ils entrent dans des rages terribles que rien ne peut stopper. Un tel comportement peut être l'entrée dans l'autisme pour certains.

Que penser de l'enfant qui accepte volontiers qu'on l'équipe pour la nuit d'une sorte de petite camisole destinée à limiter ses mouvements et à l'empêcher de se lever ? Ce maintien qui le contient lui procure calme et sérénité, pour lui c'est être contenu sans le contact de sa mère. Temple Grandin dans *Ma vie d'autiste* expliquait qu'elle avait conçu une machine à câlins, il s'agissait de quatre planches de bois entre lesquelles elle se glissait quand elle était très angoissée, elle retrouvait ainsi le calme. C'était pour elle être contenue sans contact humain, donc sans prendre le risque de détruire l'Autre.

Que penser de cet adulte qui demande que l'on ferme à clef la porte de sa chambre la nuit ?

En effet, les enfants autistes dorment très peu, au bout de deux à trois heures de sommeil ils se réveillent, très agités, ce qui est épuisant pour les mères. Les autistes adultes sont, eux, aux prises avec des terreurs nocturnes.

Si l'enfant choisit que l'on limite ses mouvements, l'adulte qu'on l'enferme, c'est qu'ils se sentent potentiellement dangereux. Faire une telle demande, c'est vouloir s'interdire de sortir, donc le danger vient bien de l'intérieur de la pièce, c'est bien l'autiste qui se vit comme représentant un danger pour l'Autre, un danger pour la mère. Si l'enfant acquiesce que l'on bloque ses mouvements pour la nuit, c'est bien qu'il pense qu'il pourrait nuire à sa mère, la détruire, sinon il ne se laisserait pas faire.

Cette agressivité peut s'exprimer sous forme de « flashs » qui sont des émergences de l'inconscient pour quelques secondes et qui traduisent bien la violence qui réside dans celui-ci, l'autiste luttant en permanence pour verrouiller ses pensées destructrices. Voici quelques exemples :

- Alors que je regardais un documentaire à la télévision et que se formait sur l'écran l'image d'une prairie verdoyante avec des coquelicots sous un soleil printanier, soudain, cette prairie se transforma en champ de bataille avec des cratères creusés par des obus, des soldats déchiquetés et des ruisseaux de sang. Cette séquence dura 2 à 3 secondes puis elle disparut. Je m'étais en fait imposée de l'enfouir à nouveau dans mon inconscient et pourtant j'en avais pris conscience ;
- Une autre fois, une séquence télévisée me montrait une grosse boule de bois avec deux pieux enfoncés dedans. A nouveau, un « flash » se produisit et cette boule de bois devint un crâne dans lequel on avait placé deux lances ;
- Je citerai encore un autre « flash » : la scène se passe en hiver dans la neige, le paysage est magnifique, une voiture est à l'arrêt, une personne descend et soudain, la transformation s'opère en quelques secondes. La scène se passe alors en Russie, pendant la Seconde guerre mondiale, un officier allemand, dont le visage exprime la brutalité, descend de la voiture, autour de lui il n'y a que des cadavres, la neige est tachée de sang.

Tous ces « flashs » ont un sens pour qu'ils se reproduisent ainsi, c'est que la charge de l'inconscient est extrême, les aider à faire surface est une nécessité et c'est ce qui va permettre de comprendre que c'est bien cette agressivité refoulée qui impose au malade de se mettre à distance pour protéger l'Autre de cette violence.

Devenue consciente, cette agressivité va pouvoir être contrôlée, c'est un immense progrès : quand on sait où est l'ennemi, le combat est plus aisé.

La mère est l'objet de l'amour de l'enfant autiste, mais en même temps, l'agressivité destructrice inconsciente est dirigée contre elle, c'est infernal à vivre : d'une part, on va vers elle car on l'aime et d'autre part on se retient d'aller vers elle pour ne pas la détruire. Amour et violence destructrice s'adressent en même temps à la mère, c'est insupportable, d'où ces terreurs nocturnes, cette agitation, ces agressions contre soi-même pour se punir ; certains enfants se frappent la tête contre les murs, c'est l'enfer de l'autisme.

Henri Rey-Flaud, parlant d'un enfant autiste nommé Sylvestre, écrit : « En avalant la mie de pain qu'il mastique interminablement, c'est le monde et lui-même qu'il est sur le point d'engloutir. Et lorsqu'il recrache sa bouchée de nourriture dans les mains de sa mère, c'est le monde et sa propre vie qu'il sauve, en recollant comme il peut les morceaux de son être et de son univers[13]. » La bouche, par laquelle s'établit le premier contact avec la mère en lui prenant le sein, est considérée par l'autiste comme le premier vecteur de destruction de celle-ci. En ne mangeant pas, Sylvestre protège sa mère de la destruction, pense-t-il inconsciemment, mais il se protège aussi de l'anéantissement, puisqu'il se vit morcelé, anéanti au contact de l'autre. Cracher c'est donc bien « sauver » le

---

[13] Henri Rey-Flaud, *Les enfants de l'indicible peur*, 2010, Aubier, p. 183

monde (pour le jeune enfant, la mère est tout son univers) et sa propre vie, puisqu'il n'a plus besoin de se vivre anéanti.

Ainsi, manger, c'est détruire l'Autre. Progressivement, tout ce qui va venir de l'Autre, bruits, odeurs, paroles, nourriture intellectuelle, etc., va devoir être bloqué, rejeté, pour éviter la relation avec lui qui entraînerait la destruction (la sienne propre et celle de l'Autre). On arrive alors au couple absorption/destruction que l'autiste doit fuir en permanence. Donc, protéger l'Autre et soi-même, c'est bien se tenir à distance.

Mettre en évidence cette violence, cette agressivité refoulée, va permettre de l'extérioriser et d'aborder autrement le problème, l'absorption/destruction étant remplacée progressivement par l'absorption/plaisir qui conduit à la relation à l'Autre.

Le corps tout entier est ensuite vécu comme vecteur de destruction, ainsi, tout contact physique quel qu'il soit est refusé par l'autiste, car il considère la totalité de son être comme dangereux pour l'Autre. En effet, Temple Grandin, raconte comment enfant, elle « griffa sa mère comme un animal pris au piège », lorsque celle-ci tenta de la prendre dans ses bras[14]. Pour Donna Williams, « le contact physique avait toujours été pour [elle] quelque chose d'écrasant[15] ». Temple Grandin ajoute qu'être touchée, « c'était comme se faire avaler par une baleine[16] » (*voir Chapitre 2, Autisme et organes des sens, le toucher)*, Donna Williams « autant être avalé ou mangé ou emporté par une vague[17] ».

---

[14] Temple Grandin, *Ma vie d'autiste, op. cit.*, p. 35
[15] Donna Williams, *Si on me touche, je n'existe plus, op. cit.*, p. 200
[16] Temple Grandin, *Ma vie d'autiste, op. cit.*, p. 42
[17] Donna Williams, *Si on me touche, je n'existe plus, op. cit.*, p. 200

On notera que ces enfants se réfèrent à la sphère buccale : avaler, manger, engloutir. Ils ne supportent pas le contact physique avec l'autre, ils ont peur d'être anéantis. Pourquoi ?

Ne perdons pas de vue que l'autiste demeure ancré sur le stade oral. Temple Grandin et Donna Williams ont la même peur panique du contact physique, d'être anéanties, qu'elles associent à « se faire avaler » pour la première et à être « emporté par une vague » pour la seconde. Elles emploient les mêmes mots pour s'exprimer. Le fait de lier mettre dans la bouche et être anéanti n'est pas anodin.

C'est bien l'enfant qui prend le sein et qui pense inconsciemment qu'il va détruire avec sa bouche, donc pour éviter cela, il choisit de renoncer au contact, donc d'être anéanti.

Personne ne veut anéantir ces enfants, ces derniers construisent, imaginent, ressentent eux-mêmes à l'approche de l'Autre cette impression de ne plus être, de morcellement de leur personne, souvent évoquée dans leur récit car leur but est d'éviter le contact avec l'Autre pour ne pas le détruire.

Ils ne veulent pas mourir et ils choisissent souvent le morcellement pour pouvoir se reconstituer tel un puzzle et revivre car dans leur existence, une seule pensée les anime, aller vers la mère (objet d'amour) et rester à distance pour la protéger de leur agressivité inconsciente. C'est la vie des autistes.

Donna Williams écrit, dans son livre, sa rencontre avec son frère Tom après une longue absence. Tom veut l'étreindre et c'est le drame, elle écrit : « Je n'avais pas le temps de réaliser qui j'étais et encore moins de comprendre à qui appartenaient ces autres morceaux », elle indique : « J'étais dans un état de surcharge qui avait déclenché la coupure ; le plancher du sens s'était effondré. Je chutai précipitamment dans le vide du Grand Néant Noir [18] . » A nouveau, on retrouve cette idée de morcellement pour éviter le contact mais en même temps, elle exprime dans une formule qu'elle veut « rester intacte[19] ». Il s'agit bien d'être morcelé sans se perdre pour pouvoir se reconstituer, revivre : cela évoque bien le puzzle auquel les autistes aiment jouer car c'est rassurant pour eux. Se morceler n'est pas se perdre mais pouvoir retrouver ensuite son intégralité.

On peut également citer le cas d'Anthony, qui faisait état de son angoisse terrifiante d'être anéanti, il disait : « Quelques fois, quand ça éclate comme ça à l'intérieur, on part en mille morceaux ; et puis, quelques fois, on n'arrive plus à retrouver ses morceaux et on n'est plus rien du tout[20]. »

On pourrait multiplier les citations, on retrouve la terreur de la relation, la peur d'être anéanti et de ne pas pouvoir se reconstituer, de mourir finalement, de disparaître, ce que ne souhaite en aucun cas l'autiste. Il apparaît clairement que cette impression de se désintégrer correspond à une sorte de sidération à l'approche de l'Autre, c'est une construction de l'autiste pour protéger l'Autre de son agressivité destructrice inconsciente.

J'ai connu moi-même cet état dans lequel la proximité de l'Autre déclenche une sorte de raz-de-marée dans l'organisme. La tête semble vide, on n'entend plus, on ne voit plus, on ne comprend plus, tout paraît étrange, le

---

[18] Donna Williams, *Quelqu'un, quelque part*, 1997, J'ai lu

[19] *Ibid*, p. 144

[20] Mira Rothenberg, *Des enfants au regard de pierre*, 1979, Seuil, p. 55

cerveau ne fonctionne plus et pourtant on est bien là, on veut disparaître sans le vouloir en même temps.

Pendant le sommeil, le « Moi » devient pratiquement inexistant, et le « Ça » (les pulsions avec les éléments agressifs refoulés) occupe toute la place. Ce sont ces éléments agressifs, à peu près sous contrôle dans la journée qui surgissent et empêchent les autistes de dormir, leur sommeil est fréquemment interrompu. S'ils ne s'endorment pas, c'est qu'ils ont peur de ne plus contrôler leur agressivité destructrice en face de l'Autre, de plus, ils imaginent être anéantis ou morcelés afin d'éviter le face-à-face, toujours pour protéger l'Autre. Ainsi, Donna Williams a peur de s'endormir craignant que certains rêves surviennent : petits chats qui vont être noyés ou poupées inquiétantes vouées à la destruction[21]. Son agressivité, inconsciente, à peu près sous contrôle le jour, émerge la nuit, toujours associée à cette impression d'anéantissement de sa personne, à cette peur de ne plus être, dans le but de protéger sa mère de la destruction.

Tous les autistes sont confrontés à cette contradiction, d'une part ils souhaitent disparaître, ne plus être pour protéger l'Autre et leur mère mais en même ils ont peur de disparaître et ils ne le veulent pas. C'est pourquoi ils apprécient beaucoup les jeux de puzzle : détruire et reconstruire à l'identique est très rassurant.

[21] Henri Rey-Flaud, *Les enfants de l'indicible peur, op. cit.*, p. 446

Autisme et culpabilité

Après avoir mis en évidence l'agressivité dans l'autisme, nous allons voir comment s'exprime la culpabilité.

Citons le cas de Gabriel : quand Gabriel appelait sa mère et qu'elle ne venait pas immédiatement, « il se sentait tomber dans "un ravin avec des méchants rochers piquants" ». Il dessinait ces rochers piquants dans le groupe de thérapie auquel il appartenait, rapporte Jacques Hochmann[22].

Isca Wittenberg, de son côté, dit en parlant de son petit patient John : « John était extrêmement sensible à mes états d'esprit, il réagissait à tout manque d'attention, toute maladie, malaise physique ou tout silence comme si je l'avais rejeté. Alors il se repliait sur lui-même, devenait hyperactif et se cognait contre les objets[23]. »

Personnellement, j'ai connu, au cours de nombreuses séances d'analyse, ce silence qui produisait chez moi une peur panique. En effet, je revivais un passé où, bébé, ma mère restait silencieuse en essayant de m'alimenter.

Dans ces trois cas, mais on pourrait en citer beaucoup d'autres, l'enfant se sent abandonné, rejeté, mis à distance et sa réaction est significative.

Gabriel a l'impression de tomber dans un ravin, John se cogne la tête contre les objets et moi-même je ressentais une sorte de vide, tous mes organes des sens fonctionnaient de

---

[22] Jacques Hochmann, *Pour soigner l'enfant autiste*, 1997, Odile Jacob, p. 283

[23] Donald Meltzer *et al.*, *Explorations dans le monde de l'autisme*, Payot, 1984, p. 74-75

telle sorte qu'ils m'isolaient, j'étais comme dans une bulle, mon cerveau « ne marchait plus », j'avais l'impression que ma tête était vide et des douleurs musculaires s'installaient. Pourquoi ces comportements ?

Les enfants autistes observent attentivement tout ce qui les entoure, ils doivent maintenir la distance avec l'Autre pour le protéger de leur agressivité inconsciente et en même temps, toute modification du comportement de l'Autre est interprétée par eux comme un reproche, une réprimande à leur égard. Ils culpabilisent et « redescendent » au stade oral où ils se mettaient à distance de la mère pour la protéger de leur violence inconsciente. Tout est agi et non pas senti, d'où la difficulté de mettre en évidence ces comportements.

C'est l'agressivité inconsciente du stade oral qui entraîne la formation de la culpabilité agie. Tout au long de sa vie, l'autiste va se vivre comme étant coupable.

Gabriel, cité plus haut, vit ainsi le fait que sa mère tarde à répondre à son appel : « Elle ne vient pas tout de suite parce que je suis méchant, je mérite d'être puni ». Cela est attesté par son évocation de chute dans un ravin de rochers piquants. Ces rochers sont là pour le punir car il le mérite, pense-t-il inconsciemment. Cette scène était reprise sans arrêt avec son thérapeute, c'est sa culpabilité agie qu'il répétait sans cesse.

Chez John, cité également plus haut, tout fonctionne de la même façon. Dès qu'il croit que l'attention de son thérapeute à son égard se relâche, il se vit comme étant coupable de cet éloignement, il pense que si on ne l'écoute pas c'est parce qu'il est méchant, il exprime sa culpabilité en se cognant contre les objets.

Beaucoup d'autistes cherchent à se faire du mal, en agissant ainsi ils répètent : « Je suis coupable, je dois être puni. » Pour mon compte personnel, j'ai mis de longues années à comprendre qu'un reproche, un silence me renvoyaient à cette période de ma petite enfance où j'étais dans les bras de ma mère avec une agressivité inconsciente que j'étais incapable de réguler. Je me vivais comme coupable et je « redescendais » à ce stade oral dont parle Freud, point de départ de la culpabilité agie.

Dans le cas de Donna Williams, alors qu'elle était vendeuse dans un magasin, une maladresse de sa part entraîna le mécontentement d'un client, « parti sans dire un mot ». Cette attitude provoqua un raz-de-marée chez Donna : « La panique me saisit [...] je perdais conscience de mon environnement. » Elle ajoute : « La boutique se transforma en une mélasse confuse de bruits et de couleurs. Je ne reconnaissais pas les gens avec qui je travaillais. Je ne savais plus pourquoi j'étais là. Je saisis mon sac et me précipitai hors du magasin. Les rues m'apparurent comme dans un cauchemar, avec le mur mouvant de la multitude, mes pieds cernés d'innombrables autres pieds[24] [...] » Le simple mécontentement, à peine exprimé, a déclenché chez Donna Williams une catastrophe. Elle s'est vécue comme coupable et a été aussitôt renvoyée au passé, où son agressivité inconsciente lui imposait de se mettre à distance de sa mère pour protéger celle-ci de sa violence.

La culpabilité renvoie à l'agressivité inconsciente de la petite enfance.

Margaret Dewey raconte : « Lorsque Donald rentra chez lui de l'école pour enfants autistes, il était énervé parce que son départ de l'école avait été retardé[25]. » Ses parents, pour le calmer, envoyèrent le petit garçon boire du lait dans la

---

[24] Donna Williams, *Si on me touche, je n'existe plus*, *op.cit.*, p. 173

[25] Uta Frith citant Margaret Dewey, *L'énigme de l'autisme, op. cit.*, p.336

cuisine, mais comme Donald ne revenait pas, après quelques minutes, son père alla voir ce qui se passait et découvrit son fils en train de jeter le lait dans l'évier. Sa réaction fut alors de crier sur ce dernier et Margaret Dewey de préciser : « Donald fut bouleversé par la réprimande et se jeta par terre en pleurant[26]. » Ici, Donald avait deux raisons de culpabiliser : on avait tardé à venir le chercher à l'école et la réprimande de son père.

Dans l'exemple cité, Donald se sent doublement coupable, à la fois du retard et de la réprimande, et il se jette donc par terre (c'est la culpabilité agie), il se punit. Les pleurs expriment très certainement la rage accumulée contre lui-même.

[26] *Ibid.*

Autisme et temps immobile

Comme nous l'avons déjà dit, l'autisme se construit dans les premières semaines de vie, à cette période, l'univers de l'enfant se réduit à sa mère et lui-même.

Henri Michaux témoigne : « Dès l'âge de six mois, je n'étais que refus, je ne voulais rien manger. Plus tard, je ne voulais pas parler. J'opposais à tout une fin de non-recevoir[27]. » Une fois de plus, on a bien la preuve que l'on peut entrer dans l'autisme très tôt. Ne pas manger a ici un sens : c'est protéger la mère de son agressivité inconsciente, ne pas la détruire en prenant le sein. L'enfant se vit comme destructeur et il va développer une culpabilité agie, comme je l'ai déjà expliqué.

Donna Williams, déjà citée plusieurs fois, a connu une hésitation, et c'est vraiment vers l'âge de deux ans qu'elle a rejoint le groupe des autistes.

A partir du moment où l'enfant s'est mis à distance, tout est bloqué, il n'arrive pas à revenir en arrière et rétablir le contact. **Le temps s'arrête là pour lui. C'est ce blocage précoce qui est pour lui catastrophique** car il va empêcher qu'une relation positive s'établisse entre la mère et l'enfant. Comment va évoluer une telle situation ?

L'enfant ne va pas renoncer à aller vers sa mère pour autant, mais tout mouvement vers elle va être accompagné de son contraire, c'est-à-dire d'une retenue. L'enfant vit centré sur elle et va établir une relation particulière avec elle. Toute distance qu'il met entre lui et sa mère, c'est pour la protéger de son agressivité inconsciente, c'est un geste

---

[27] Henri Michaux cité par René Berthelé, *Henri Michaux*, 1975, Seghers, p. 17

d'amour. La mère n'est pas en mesure de décrypter ce langage et l'enfant a une conduite « agie » qui reste de l'ordre de l'inconscient. L'autiste doit garder ses distances à tout prix (il sait utiliser ses organes des sens, son intelligence, sa motricité en fonction des situations – *voir supra*). Il va se construire en tenant compte de ce blocage précoce. A cet âge, toute activité, c'est faire un pas vers la mère, c'est pourquoi il va sans cesse être obligé de « suspendre » ce pas. Jour et nuit, il est envahi par ce trouble majeur.

L'autiste reste accroché à cette période de son enfance, au cours de laquelle il n'a pas su trouver la voie du plaisir près de sa mère, s'imposant de rester en retrait. Sans arrêt, il affronte les mêmes difficultés, sans arrêt, il s'oblige à garder ses distances. Il répète inlassablement la même chose sous des aspects différents, le temps semble rester immobile, chaque jour est identique au précédent, l'horloge s'est bloquée.

Cet arrêt au seuil de la vie, ce mouvement de va-et-vient permanent apparaît clairement dans le comportement de tous les autistes :

- Le balancement pratiqué par beaucoup exprime cet aller vers l'Autre, suivi tout aussitôt de ce retour en arrière ;
- Les enfants aiment faire tourner inlassablement des roues, regarder des chaînes en mouvement, tout bouge, et tout revient à son point de départ, à l'identique, rien n'a changé, rien n'est cassé et finalement rien n'a bougé. C'est très rassurant pour eux.

Le rangement, le tri est une pratique à laquelle se livrent beaucoup d'autistes. Le désordre leur cause une souffrance psychique. Chaque chose doit être remise à sa place, bien alignée, en agissant ainsi, ils recréent l'univers des premières semaines de vie, période à laquelle ils ont commencé à prendre leurs distances avec leur mère. Tout changement, toute modification, leur fait perdre leurs repères et déclenche chez eux la terreur, la fureur.

En effet, si l'Autre se rapproche d'eux physiquement, ils se vivent comme destructeurs pour cet Autre tout en craignant d'être anéantis, détruits dans leur imagination pour protéger cet Autre. Ils ont besoin de savoir où est l'Autre, sa proximité, toute modification nécessite de remettre au point une stratégie. Ce qui leur convient le mieux, c'est que tout reste à l'identique, que le temps s'arrête, ainsi ils gardent leurs repères, ne se vivant plus comme une menace pour l'Autre et trouvant alors un peu de quiétude.

A propos de Donna Williams, qui lors d'une visite dans une institution pour enfants autistes, est intervenue auprès d'une petite fille agitée, Anne, Henri Rey-Flaud écrit (citations de Donna Williams incluses) : « Après avoir calmé l'enfant par le don de sa brosse à cheveux dans laquelle celle-ci passa et repassa ses doigts[28] [...] "[elle se mit] à fredonner le même air répétitif [...] en tapotant le bras de l'enfant au rythme de l'air hypnotique[29]." Au bout d'un moment les sanglots d'Anne s'interrompirent. Donna "pri[t] alors sa main et lui fi[t] tapoter son bras en maintenant la cadence au rythme de l'air fredonné[30]." » Anne se mit à fredonner l'air en rythme, se tapotant le bras en mesure. Elle était devenue capable de fredonner l'air en marquant le rythme. Donna Williams, autiste, avait elle-même expérimenté cette méthode, elle savait intuitivement qu'en agissant ainsi, Anne retrouverait un peu de calme. On

---

[28] Henri Rey-Flaud, *Les enfants de l'indicible peur, op. cit.*, p. 324
[29] Donna Williams, *Si on me touche, je n'existe plus, op cit.*, p. 285
[30] *Ibid*, p. 286

comprend aisément qu'un autiste ayant fait des progrès soit un très bon guide pour ses semblables, puisqu'il a vécu les mêmes difficultés et qu'il a fini par trouver seul une solution.

Comment comprendre ce qui s'est passé pour Anne ? Le fait que la fillette passe et repasse ses doigts dans la brosse à cheveux donnée par Donna Williams la calme car cela correspond à un mouvement répétitif de va-et-vient, comme ce que fait l'autiste en se balançant. C'est le pas retenu vers la mère dans le but de la protéger de l'agressivité inconsciente que déploie l'enfant à son encontre. Ce pas retenu est suivi d'un mouvement en avant et ainsi de suite. Dans une musique, une chanson, ce n'est ni la musique, ni la chanson qui capte l'attention de l'autiste mais son rythme, sa cadence, cette répétition ininterrompue dans laquelle il retrouve ce mouvement initial de va-et-vient, qui jadis l'assurait que sa mère n'était pas détruite et que lui-même avait conservé l'intégralité de son être.

Si l'on bloque ce mouvement, on peut donc comprendre dans quel désarroi on place l'autiste. L'enfant reste bien fixé à ses premières semaines de vie, rien ne doit bouger, le temps doit s'arrêter là.

Autisme, stéréotypie[31], immuabilité[32]

Les gestes, les pensées, les comportements répétitifs se retrouvent chez tous les autistes, tels le balancement, l'observation pendant des heures d'objets qui tournent.

Donna Williams a repéré que ses semblables avaient tous une attitude stéréotypée non expliquée : se balancer d'un pied sur l'autre, d'avant en arrière. Elle ajoute : « J'ai toujours eu le sentiment d'un trou noir entre moi et le monde[33]. » Elle écrit également : « Notre chemin [il s'agit du sien et de son compagnon d'infortune] était criblé de trous noirs partout où nous mettions les pieds. Nous pouvions dégringoler dans chacun d'entre eux à chaque pas, dans une chute qui nous serait apparue à coup sûr comme une mort définitive[34]. »

Ici, il apparaît clairement que ce pas dont parle Donna Williams, c'est le pas pour aller vers l'Autre. Si elle le fait, elle va se perdre, pense-t-elle. Donc elle se retient et revient en arrière pour aussitôt repartir vers l'avant, dans un perpétuel mouvement de va-et-vient, de balancement que rien ne semble pouvoir arrêter. Pourquoi ?

Les problèmes de Donna Williams ont débuté pendant la petite enfance, période où l'enfant vit centré sur sa mère comme nous l'avons déjà indiqué. Elle n'a pas trouvé la voie qui aurait pu lui permettre de composer avec son agressivité inconsciente et elle a dû renoncer au plaisir qu'elle aurait trouvé près de sa mère. Elle a commencé à se

---

[31] *Voir glossaire.*

[32] *Idem.*

[33] Henri Rey-Flaud, *Les enfants de l'indicible peur, op.cit.*, p. 141 et Donna Williams, *Si on me touche, je n'existe plus, op. cit.*, p. 303

[34] *Ibid*, p. 271

vivre comme étant dangereuse pour celle-ci et à partir de ce moment-là, elle a mis une distance entre elle et sa mère puis plus tard entre elle et l'Autre. Mais Donna Williams, comme tous les autistes, n'a pas renoncé à aller vers sa mère, son désir reste intact, d'où ces comportements de va-et-vient, ces balancements, ces gestes répétitifs qui expriment, dans l'inconscient de ces enfants : « Je vais vers elle mais je suis dangereux donc je dois me tenir à distance pour éviter le contact », d'où cette impression de ne plus être, d'être anéanti, exprimée par la peur de perdre sa propre vie, ce qui déclenche le retour en arrière sans pour autant renoncer au but poursuivi, engendrant un nouveau mouvement vers l'avant. C'est le mouvement de balancement.

Par ce geste, Donna et sa mère sont restées en vie. Personne n'a été détruit. Donna continue à se vivre comme étant un danger pour sa mère, et pour l'Autre, elle a besoin de se rassurer en permanence ; c'est ce que font tous les autistes en agissant ainsi. Si malencontreusement quelqu'un arrête ce mouvement répétitif, alors l'autiste ne se contrôle plus, il devient furieux parce qu'il a peur de détruire et par conséquent de se perdre, d'être anéanti.

On notera que tous ces mouvements, reproduits inlassablement, ramènent toujours au point de départ, comme si rien ne s'était passé. En effet, pour l'autiste, rien ne doit bouger, rien ne doit changer, tout doit être immuable, ainsi rien n'est détruit, tout est préservé.

L'autiste a donc besoin de routine, d'habitudes, de répétition. S'il perd ses repères alors la panique et l'angoisse s'emparent de lui. Tout changement est très mal supporté car il ne dispose plus des marques indispensables à sa vie quotidienne. Il ne sait plus vraiment où est l'Autre, comment se comporter pour maintenir ses distances avec lui, tout bouge, tout est en mouvement et, alors qu'il avait trouvé un équilibre dans la routine, soudain, tout est rompu. Il se vit comme étant une menace pour l'Autre et par conséquent il craint dans le même temps d'être anéanti, comme le dit Donna Williams, pour protéger l'Autre. C'est l'enfer, il est revenu à sa petite enfance.

Le sens de l'ordre est particulièrement développé chez les autistes, si un objet n'est plus à sa place ou s'égare, ils ne le supportent pas. Ils vont le chercher jusqu'à ce qu'ils le trouvent, sinon ils vont entrer dans une grande souffrance. Donna Williams écrit : « Il me fallait de l'ordre, un système. Je me lançai compulsivement dans le rangement et le tri de tous mes placards et tiroirs. Les affaires n'étaient pas maîtrisées et chaque chose devait être à sa place. Tout aligner, classer et ordonner dans le même sens m'apaisait – symbole qu'un monde contrôlable de garanties était encore possible dans la présence troublante du chaos[35]. » Pourquoi ?

Quand l'ordre est modifié, les repères n'existent plus et pour l'autiste, il faut reconstruire tout un système qui est fait essentiellement de distance à l'Autre. En effet, l'autiste reste ancré sur le stade oral avec son agressivité inconsciente intacte, et en corollaire sa culpabilité agie.

Pour l'autiste, un objet perdu ou cassé déclenche un immense désespoir. Donna Williams ajoute : « Un bel objet cassé représentait pour moi une bien plus grande catastrophe que ce qui pouvait arriver aux personnes[36]. » Le petit patient de Mira Rothenberg, Peter, exprime son désespoir suite à la découverte d'un crayon cassé : « Il y a une vie en moins, une vie brisée[37]. »

---

[35] Donna Williams, *Quelqu'un, quelque part*, *op. cit.*, p. 66
[36] Donna Williams, *Si on me touche, je n'existe plus, op. cit.*, p. 67
[37] Mira Rothenberg, *Des enfants au regard de pierre, op. cit.*, p. 282

Un objet qui a changé de place, on peut l'y remettre, ce qui est rassurant pour l'autiste. Mais si celui-ci est perdu ou brisé, c'est une catastrophe pour lui.

Dans mon cas, la perte d'un objet anodin continue à me faire réagir, bien que j'en comprenne le sens. Pourquoi ces comportements ?

Lorsqu'un objet est perdu ou cassé, alors, renvoyés à leur passé, les autistes vivent cela comme la mort de leur mère. On l'a vu avec les deux citations ci-dessus de Peter et Donna Williams. Peter se sent coupable de la vie en moins, correspondant au crayon cassé. Donna Williams, elle, vit dans le passé, seul compte pour elle de protéger sa mère de son agressivité inconsciente. L'objet cassé signifie « ma mère est morte, et c'est moi la coupable. » C'est en effet une catastrophe pour elle.

Pour l'autiste, rien ne doit donc bouger sinon il est dans l'inquiétude, rien ne doit se casser ou se perdre car alors il est plongé dans un profond désespoir : sa plus grande peur, la mort de sa mère, se réalise.

Autisme et comportement obsessionnel

Comme nous l'avons vu, l'autiste est obligé d'avoir un contrôle permanent sur ce qui l'entoure. Dès qu'il n'est plus dans la routine, un malaise s'installe. L'ordre qu'il instaure n'est pas anodin, il obéit à son inconscient. Donna Williams évoque « l'épuisante concentration qu'exigeait l'allée piétonnière, quadrillée de pavés en trompe l'œil [qu'elle devait prendre en rentrant de l'école] si l'on ne voulait pas mettre le pied sur l'une des lignes de séparation[38]. » Comment comprendre cela ?

Le but que poursuit inlassablement Donna Williams est de ne pas mettre le pied sur les lignes de séparation. En se livrant à cette pratique, elle répète : il faut séparer, et si quelqu'un met le pied sur cette ligne, elle ne le supporte pas. Elle vit toujours fixée sur son passé, et pour elle, à cette époque, elle se maintenait à distance de sa mère par tous les moyens en son pouvoir, afin de protéger cette dernière, tout contact conduisant à l'anéantissement de sa propre personne (le titre de son ouvrage *Si on me touche, je n'existe plus* exprime clairement cette idée).

Cet anéantissement, dont elle a si peur, elle le construit inconsciemment dans sa tête, elle le veut pour protéger sa mère de son agressivité, mais en même temps, elle l'appréhende car il s'agit de sa propre destruction. C'est infernal.

Françoise Lefèvre, parlant de son fils, indique un certain nombre de ses obsessions : « Il fallait marcher sur certaines lattes de bois et pas sur d'autres, certains carreaux de la cuisine et pas d'autres, les noirs et pas les blancs. Ou le

---

[38] Donna Williams, *Si l'on me touche, je n'existe plus*, *op. cit.*, p. 57

contraire. Il fallait marquer des arrêts que tu exigeais. Si on n'entrait pas dans ton jeu, gare à ta colère. Tu élevais aussi de mystérieuses frontières qu'on ne devait pas franchir, sous peine d'être assassiné par ton cri[39]. »

On retrouve ici l'idée de limite, de frontières, de séparation, d'intervalle qui est présent dans l'esprit de ces enfants. Il ne faut les franchir en aucun cas, sinon c'est un drame. Les enfants autistes essayent d'imposer leur cérémonial aux autres. On pourrait multiplier les exemples de frontières, de bordures de tapis, qui représentent l'espace qu'il faut garder entre soi et l'Autre. En effet, l'autiste répète inlassablement et inconsciemment dans sa tête : « je dois absolument mettre une distance pour protéger ma mère de ma violence ». Il agit sans être conscient de ce qu'il exprime par ces comportements obsessionnels.

Dans la vie, ces enfants construisent un rempart virtuel derrière lequel ils se tiennent, se livrant à l'observation de tout ce qui les entoure. Ils sont très vigilants.

---

[39] Henri Rey-Flaud, citant Françoise Lefèvre, *Les enfants de l'indicible peur*, *op. cit.*, p. 170

Nécessité pour l'autiste de mettre une distance, un « écran » entre lui et l'Autre

Pour l'autiste, toute activité est un pas vers l'Autre qu'il amorce mais qu'il doit aussitôt et absolument retenir, d'où le comportement de ces enfants apparemment inactifs, apathiques, en train de se balancer sur place.

Nous avons vu comment l'autiste se sert de ses organes des sens pour « faire écran » entre lui et l'Autre. Tous les thérapeutes qui s'occupent de ces enfants ont pu constater que si l'on s'adresse à eux, ils semblent ne pas comprendre, ils ne répondent pas, ne tournent pas la tête à l'appel de leur nom, mais, s'ils entendent un bruit, ils vont réagir. Ils utilisent leurs organes des sens pour faire barrage uniquement à tout ce qui vient des humains, ils font une sorte de tri sélectif qui montre combien ils sont attentifs, se tenant toujours sur le qui-vive. Quel contraste avec leur attitude apparente !

Certains autistes pensent que leurs membres sont détachables, ils font partie d'eux-mêmes et en même temps ils n'en font pas partie, selon les circonstances. La peau, les membres sont ce qui assure le contact avec l'Autre quand on se côtoie, quand on se touche, quand on s'embrasse. Pour l'autiste, cela est insupportable. Sa peur inconsciente de détruire l'Autre est à son paroxysme, il panique, il ne sait plus où il est, qui il est, s'il existe ou non (d'où cette impression d'être anéanti évoquée par Donna Williams). Sa peau, qui assure le contact, il souhaiterait l'arracher. Ses membres, il pense qu'ils ne lui appartiennent pas, il les voudrait jetables, mais en même temps, il ne veut pas les perdre. Cette peau, ces membres, constituent une barrière que l'Autre ne doit jamais toucher. Si l'autiste peut contrôler sa distance à l'Autre, il n'a aucun contrôle sur le comportement d'autrui qui peut se rapprocher de lui à tout moment, c'est pourquoi il est vigilant en permanence, prêt à fuir si besoin.

L'apathie, l'intelligence limitée qu'affichent certains autistes n'est qu'un leurre. Leur attitude est voulue, décidée par eux-mêmes. Elle leur permet de se tenir à l'écart des Autres. Mais en réalité, ils observent et réagissent s'il le faut. Leur comportement s'explique toujours de la même façon : ils restent fixés à ce stade oral où des pulsions sont présentes, ils se vivent comme un danger pour l'Autre et construisent une culpabilité agie, comme nous l'avons déjà dit.

Tout contact, toute relation doivent être évités pour protéger l'Autre et ne pas risquer soi-même d'être anéanti en imagination, non pas par l'Autre, mais par sa propre personne, et ainsi assurer la protection de l'Autre.

Certains autistes imposent à leur entourage de ne plus être appelé par leur prénom mais par un prénom de substitution. Ainsi, la mère de Jean explique que son fils, jusqu'alors mutique, énonça sa volonté de ne plus être appelé par son prénom Jean, « acceptant tout juste du bout des lèvres en substitution celui de Sylvestre, son second prénom[40] ». Il en va de même pour Donna Williams qui décida qu'elle ne répondrait plus qu'au prénom de Lee, dérivé de son second prénom[41]. La mère de Jean/Sylvestre ajoute que si par inadvertance on l'appelait Jean, il répondait « qu'on l'avait laissé là-bas dans son cimetière ». Pour lui, Jean « n'était vraiment pas très intéressant et [il] fallait l'oublier ». Sa mère précise « Quand nous nous trompons et t'appelons par ton ancien prénom, tu cries, tu

---

[40] Exemples rapportés dans Henri Rey-Flaud, *Les enfants de l'indicible peur*, *op. cit.*, p. 294

[41] Donna Williams, *Si l'on me touche, je n'existe plus*, *op. cit.*, p. 27

te jettes à terre et lances en tous sens bras et jambes[42]. » Ici la volonté de l'enfant autiste est bien que Jean soit mort. Pourquoi ?

On notera que Sylvestre et Lee ont un lien étroit avec Jean et Donna puisqu'il s'agit de leur deuxième prénom ou d'un dérivé de celui-ci. Ces enfants font une construction : ils imaginent qu'ils se scindent en deux parties, qui gardent un lien entre elles. Il y a Jean et Donna, qui ne méritent pas de vivre selon eux et Sylvestre et Lee, qu'ils pensent moins dangereux pour l'Autre. Le but qu'ils poursuivent toujours, c'est aller vers l'Autre, et, pour ce faire, ils mettent la partie qu'ils jugent dangereuse à distance (Jean et Donna), mais en même temps ils tiennent à conserver un certain lien entre les deux parties.

Pour Jean/Sylvestre et Donna/Lee, ce comportement constitue un grand pas en avant. Jean se retenait dans son mouvement vers l'Autre en restant mutique, Donna avait l'impression d'être anéantie. Certains craignent de se morceler (tel un puzzle qui peut être détruit et reconstruit à l'identique comme ils le souhaitent). Ces enfants ont peur de perdre leur intégralité en face de l'Autre, si la proximité est trop grande, ils sont dans une sorte de sidération, ils imaginent qu'ils vont se désintégrer, se morceler, être anéantis dans le but de protéger l'Autre de leur dangerosité inconsciente.

En faisant cette scission/liaison de leur personne, ils ne risquent plus de perdre leur intégralité et deviennent capables de faire un pas de plus vers l'Autre, ils se vivent comme étant moins dangereux. On peut dire qu'une partie d'eux-mêmes commence à avoir un contrôle sur l'Autre.

---

[42] Françoise Lefèvre, *Le Petit Prince cannibale*, p. 27

Un « Moi » avec une certaine tolérance s'installe et s'impose progressivement au « Ça » tout-puissant.

Les autistes sont toujours fascinés par les miroirs, les flaques d'eau, tous les objets et choses susceptibles de renvoyer une image. A propos de Sébastien, dont le cas lui a été communiqué par Jean-Louis Jarry, Henri Rey-Flaud écrit : « Si [...] il apercevait une flaque d'eau brillant sur la chaussée, [...] [il] se précipitait vers la flaque sans tenir compte de la circulation automobile, [...] s'attachait à voir on ne savait quoi. [...] Ce jeu avait sur lui un effet apaisant et [inversement] sa colère était instantanément déclenchée par une intrusion intempestive, si quelqu'un mal inspiré s'avisait, par exemple, de jeter un caillou dans la flaque[43]. »

A propos de son patient Chaim, Mira Rothenberg écrit : « Les miroirs exerçaient sur lui une véritable fascination. Il contemplait son reflet et se faisait des grimaces [...] "Mourir, méchant garçon", disait-il[44]. »

Au sujet de son fils, Françoise Lefèvre évoque : « Tu ne supportes pas les miroirs. Quand tu te vois dedans, tu hurles et dis que c'est un autre qui est là, et tu n'aimes pas cet autre qui te fixe avec un œil si noir[45]. »

La flaque d'eau, en renvoyant l'image de Sébastien, le rassure. Il est bien en vie et si l'image vient à disparaître, la panique revient.

Certains autistes pratiquent le jeu devant un miroir qui consiste à apparaître et disparaître, puis réapparaître, ainsi de suite. C'est là encore une façon de se rassurer pour eux. Cela est la projection de l'anéantissement et du

---

[43] Henri Rey-Flaud, *Les enfants de l'indicible peur*, *op. cit.*, p. 260
[44] Mira Rothenberg, *Des Enfants au regard de pierre*, *op. cit.*, p. 121
[45] Françoise Lefèvre, *Le Petit Prince cannibale*, *op. cit.*, p. 121

morcellement, suivis du retour à l'intégralité, comme dans un puzzle.

Concernant Chaim et le fils de Françoise Lefèvre, ces enfants n'ignorent pas que le reflet dans le miroir, c'est eux-mêmes. D'emblée, Chaim fait une séparation et traite le reflet comme s'il était la partie méchante de lui-même, qu'il faut détruire. Il commence à avoir un certain contrôle, toujours dans le but d'aller vers l'Autre. Pour le fils de Françoise Lefèvre, il est terrorisé en se reconnaissant dans le miroir. Il est un danger pour sa mère et dirige sa haine contre son reflet, et fait une construction, considérant qu'il ne peut s'agir que d'une partie de sa personne, celle qui risque de détruire sa mère et l'Autre. Tout comme Chaim, il amorce une séparation entre la partie de sa personne qu'il juge acceptable, ne comportant pas de danger pour l'Autre, et la seconde partie, qui est criminelle, pense-t-il dans son inconscient. Un contrôle se met en place progressivement. Ces enfants sont moins intransigeants avec eux-mêmes, ils acceptent qu'une partie d'eux-mêmes soit agressive, et ils arrivent à exercer un contrôle sur celle-ci.

Dans leur petite enfance, ils se vivaient comme étant un danger pour leur mère. Chaim et le fils de Françoise Lefèvre arrivent à composer avec leur agressivité, le pas vers la mère s'amorce. C'est un grand progrès.

Une fois de plus, on peut constater que c'est bien l'agressivité refoulée dont parle Freud qui est à l'origine du retrait des autistes, tout ce qui va atténuer cette agressivité (ce sont les enfants qui trouvent eux-mêmes le chemin mais on peut les y aider) ouvrira la route vers l'Autre.

Autisme et émotions

L'autiste est tout à fait capable d'exprimer des émotions, mais là encore, il fait une sélection.

La douleur, la fatigue, la chaleur excessive, le froid intense, etc., vont entraîner chez lui des réactions émotionnelles instinctives comparables à celles des non autistes. Dans le cadre familial, les parents constatent que le comportement de l'enfant autiste est bien différent de celui de ses frères et sœurs. Ce lien affectif si puissant qui attache l'enfant à sa mère ne s'exprime pas ou semble absent, en agissant ainsi, l'autiste se tient à distance de l'Autre, il évite la relation.

Selon une étude réalisée entre autres par Marian Sigman[46] et citée par Uta Frith[47], « les enfants autistes se sont montrés ravis d'être parvenus à assembler les pièces du puzzle qui leur était soumis. En revanche, seuls les enfants non autistes manifestent leur fierté en se retournant vers les personnes présentes pour guetter leurs réactions. »

Tous les enfants sont satisfaits de leur réussite et expriment leur joie. Là, on n'est pas dans la relation : on réussit, on est content de soi. Le groupe des non autistes attend des félicitations de l'entourage, ce que ne peuvent faire les autistes. Pourquoi ?

Attendre quelque chose de l'Autre, c'est établir une relation avec lui, or, pour l'autiste, cela est impossible. En effet, il est renvoyé à ses premières semaines de vie, période

---

[46] C. Kasari, M. Sigman, P. Baumgartner et D.J. Stipek, « Pride and mastery in children with autism », in *Journal of Child Psychology and Psychiatry*, 1993, 34, p. 353-362

[47] Uta Frith, *L'énigme de l'autisme*, *op. cit.*, p. 172

à laquelle il a dû se mettre à distance de sa mère afin de la protéger de l'agressivité inconsciente qu'il développait à son égard et ne pouvait contrôler. Rien n'a bougé depuis, il se vit toujours comme aussi dangereux, ce qui lui impose de se mettre en retrait. C'est ce que font les enfants autistes cités plus haut, qui ne peuvent et ne veulent rien attendre de leur entourage contrairement aux gestes spontanés des autres enfants.

En toute circonstance, la conduite de l'autiste est toujours la même : ne pas établir de relation qui l'engage en face de l'Autre. Tout doit rester dans la banalité, dans la neutralité.

Un autiste peut être attristé en voyant des personnes dans la misère et se réjouir de l'amélioration de leurs conditions. S'il était directement à leur contact, il serait dans l'incapacité d'exprimer sa sympathie à leur égard, en proie à un profond malaise et au désir de fuir, le vide se faisant dans sa tête. Là, aucune émotion ne passe. Il semble insensible et sa construction inconsciente est toujours la même : prendre ses distances pour protéger l'Autre de son agressivité inconsciente.

L'émotion dans la relation entraîne le rapprochement physique et par la pensée. On prête des sentiments à l'Autre, c'est une démarche impossible pour l'autiste car il craint inconsciemment de mettre l'Autre en danger. C'est la panique et la fuite.

Communiquer avec un autiste est difficile. Il faut rester dans le domaine des banalités, des informations alors que nos faits, gestes et pensées sont liés à des états d'âme, des sentiments, des émotions. L'autiste se refuse à entrer dans la pensée d'autrui et inversement, on n'arrive pas à savoir ce qu'il pense. Il dresse un mur protecteur entre lui et l'Autre, toujours pour les mêmes raisons (la protection de l'Autre). Tout ce qui est du domaine de l'intime est insupportable pour l'autiste, cette proximité par la pensée est impossible et il évite toujours ce type de situation qu'il sait inconsciemment ne pas pouvoir soutenir.

L'humour, les jeux de mots, les sous-entendus, qui demandent une certaine complicité entre deux personnes, les autistes ne peuvent les comprendre car cela suppose d'établir un lien par la pensée avec l'Autre.

L'autiste est donc contraint de rester seul et isolé, et ce n'est pas une situation qu'il a choisie, mais qu'il subit sans se plaindre. C'est une façon d'exprimer sa culpabilité. Comment comprendre cela ?

Chez l'autiste, l'émotion existe, elle n'est bloquée que dans la relation à l'Autre. L'Autre étant un humain, le blocage n'existe pas avec l'animal. L'émotion rapproche or l'autiste doit garder ses distances donc il annihile ses émotions. Une question se pose : quand l'enfant a renoncé à prendre le sein maternel, par peur inconsciente de faire du mal à sa mère, pourquoi ne s'est-il pas exprimé émotionnellement ? Je tenterai de répondre à cette question par la suite.

En agissant ainsi, l'enfant aurait évité de basculer dans l'autisme. Sortir de l'autisme, c'est arriver à s'exprimer émotionnellement en face de l'Autre.

Autisme, parole, langage

Ne pas parler rend la relation à l'Autre plus difficile. L'autiste fait ce choix volontairement pour protéger l'Autre de son agressivité inconsciente ; c'est une façon pour lui de prendre ses distances.

L'autisme s'installe à l'orée de la vie, quand l'enfant hésite puis renonce à la voie du plaisir près de sa mère et s'éloigne d'elle dans un geste protecteur. On a l'impression qu'il s'est « coupé » de sa mère et qu'il est devenu étranger à tout ce qui l'entoure. En réalité, il a « aménagé » la relation, devenant inconsciemment le maître de la situation qu'il impose à tous.

Au moment où la parole doit se mettre en place, l'enfant est déjà dans l'éloignement. Il va moduler à sa convenance le moment où il pourra s'exprimer verbalement. Il va devoir trouver une solution qui consistera à parler sans que cette parole ne constitue un lien avec l'Autre, pour pouvoir garder ses distances.

Spontanément, le jeune enfant est stimulé par sa mère, les échanges se font et la progression est en route. Dans le cas de l'autiste, l'enfant aussi a ce désir d'aller vers l'Autre, mais en même temps, comme je l'ai déjà expliqué, il se contraint à se retenir, **il est pris dans une infernale contradiction qui est le problème de l'autisme.**

L'autiste n'est pas en dehors de la relation, il est dans une relation **particulière** avec l'Autre, qui est faite de distance à maintenir, d'allers et retours (balancements, objets tournants…), de préservation de sa personne (puzzle, miroir). Jour et nuit, il est envahi par cette agressivité inconsciente qui entraîne cette culpabilité agie. Sa vie est un enfer, il ne connaît jamais le repos.

La parole est un moyen d'aller vers l'Autre, d'échanger, de se rapprocher ; rester mutique, c'est entraver ce processus, mettre une distance avec la mère et plus tard avec l'Autre.

Mais l'enfant est aussi curieux, avide de savoir, de comprendre ce qui l'entoure. Il acquiert des connaissances à l'insu de tous et un jour, il se met à parler, au grand étonnement de son entourage, sans être dans la relation.

Les gazouillis du jeune enfant vers 6/7 mois s'adressent à la mère. Pour l'autiste, ils sont dans le vide, la distance est déjà prise avec la mère et il ne va pas pouvoir profiter de la stimulation qui vient d'elle, qui l'aurait accompagné vers la parole, vers le langage.

Beaucoup de parents d'enfants mutiques rapportent qu'ils ont surpris leur enfant en train de parler tout bas, mais dès qu'ils se sentent écoutés, ils s'arrêtent. Cette réaction prouve bien que l'enfant établit un lien entre lui et l'Autre par l'intermédiaire de la parole. Sa volonté de rupture est manifeste quand il cesse de parler. Le pont qu'aurait constitué la parole est brisé par l'enfant qui décide et s'impose le silence, toujours pour les mêmes raisons.

Voici trois exemples rapportés par Frances Tustin[48] :

- Lord Macaulay, mutique jusqu'à quatre ans, aurait parlé pour la première fois à quatre ans, après que sa nurse lui eut renversé de l'eau chaude sur le pied. Alors que cette dernière tentait de le soulager, Lord

---

[48] Exemples rapportés dans H. Rey-Flaud, *Les enfants de l'indicible peur*, *op. cit.*, p.225

Macaulay aurait dit d'un coup « Vous pouvez maintenant arrêter vos efforts, la douleur a considérablement diminué ».

- Un autre enfant, mutique jusqu'à cinq ans, aurait un jour déclaré « Cette tartine est brûlée », expliquant ensuite qu'il n'avait jamais parlé auparavant car il n'avait à se plaindre de rien[49].
- Un dernier enfant autiste dont les premiers mots furent « Pauvre petit bébé Johnny laissé tout seul sur l'île ».

Ces trois exemples ont un point commun : ces jeunes autistes se considèrent comme des victimes, Lord Macaulay brûlé par sa nurse, la tartine brûlée présentée au second enfant et enfin Johnny qui se sent délaissé dans le troisième exemple. D'habitude, ces enfants se vivent inconsciemment comme agresseurs de l'Autre et donc coupables, mais là, la situation est inversée, le coupable, c'est l'Autre, ainsi ces enfants deviennent les victimes donc le danger ne vient plus d'eux mais de l'Autre. Parler devient alors possible puisque c'est l'Autre qui est une menace pour eux. La parole est une passerelle vers l'Autre qu'ils peuvent alors utiliser.

Pour certains enfants autistes, le désir d'apprendre, de progresser, leur curiosité personnelle, éventuellement une rivalité dans la fratrie vont les pousser à parler parce que la parole va devenir nécessaire à leur progression, mais cette parole restera un outil de communication, elle ne sera pas utilisée à des fins d'échange ou de relations.

Comment expliquer que certains enfants mutiques vont soudain lâcher un mot, une phrase bien adaptée à la situation présente et puis retomber dans le silence ?

---

[49] Frances Tustin, *Les Etats autistiques chez l'enfant*, 1986, Seuil, p. 158-159

Tous ces enfants se soumettent à un contrôle permanent pour ne pas laisser échapper un mot qui risquerait de créer un lien avec l'Autre. Mais certaines situations imprévues peuvent soudain les déstabiliser quelques instants. Echappant à leur contrôle rigoureux, la parole va surgir sous la forme d'un mot, d'une phrase, et puis plus rien ; c'est très rassurant pour l'entourage !

Comment parlent la plupart des enfants autistes et plus tard les adultes ? Le plus souvent on constate que leur voix est rauque, nasillarde, peu ou pas modulée, monotone, inexpressive, sans vie. Le contenu de leur conversation se limite à des échanges d'informations, de banalités, ils vont au plus court et cherchent à abréger la communication. On ne peut noter aucun échange réel, jamais rien d'affectif, la conversation est empreinte d'une sorte de neutralité. En effet, la parole, le langage s'acquièrent et se développent dans la relation à l'Autre. Pour l'autiste, c'est impossible donc c'est lui qui va construire un « outil » neutre, sans vie : sa voix, modifiée de telle façon qu'il puisse communiquer sans établir de vraie relation. Cette contrainte qu'il s'impose lui permet de se tenir à distance de l'Autre, tel est son souhait.

La voix reflète nos émotions, ainsi la joie, la tristesse que nous ressentons est facilement identifiable par l'entourage. L'autiste a très bien compris que l'on peut se servir de celle-ci pour se rapprocher de l'Autre, le séduire ou bien le tenir éloigné. C'est la raison pour laquelle il se forge une voix monotone, sans vie, lassante pour ceux qui l'écoutent et qui vont finalement se détourner de lui. C'est bien ce qu'il souhaite.

Que ce soit dans un texte écrit ou dans le langage parlé, l'autiste ne sait pas identifier l'ironie, la sournoiserie, la bienveillance feinte, les jeux de mots, l'humour, etc., il ne comprend que le sens littéral des mots. Un jeune autiste auquel on dit « donne-moi ta main » peut être pris de panique, pensant que l'on veut qu'il se coupe la main pour la donner, au sens littéral. Ce type de réaction est impensable chez les autres enfants. Pourquoi ?

L'expression « donne-moi ta main » constitue un jeu avec les mots. Pour être comprise, cela suppose une certaine connivence avec l'Autre, il y a un échange entre deux personnes tel que la pensée de l'un est saisie par l'Autre. Pour l'autiste, on est dans la relation et c'est insupportable.

Lorsqu'on s'adresse à quelqu'un, on parle en modulant les sons, en les adaptant aux circonstances, le débit est plus ou moins rapide, réglé en fonction de ce que l'on souhaite faire passer à l'Autre, les intonations sont dosées, voulues. Dans une circonstance identique, l'autiste va s'exprimer avec une voix monotone, sans modulation, fatigante pour l'auditoire. De plus, il fait tout son possible pour abréger la conversation. Il communique, mais ne s'adresse à personne, il fuit l'échange, il est hors de la relation, pris par la nécessité de maintenir ses distances.

Dans la vie courante, tout échange verbal ou écrit laisse apparaître nos intentions, nos émotions que l'Autre décrypte pour pouvoir répondre à bon escient. L'autiste s'interdit de faire ce travail qui l'entraînerait vers l'Autre. Mettre une barrière entre lui et l'Autre est sa plus grande préoccupation.

Autisme et performances intellectuelles

Référons-nous à nouveau aux travaux de Piaget, Wallon et Malrieu qui précisent que « de 0 à 3 ans, l'intelligence est sensori-motrice, ne pouvant être séparée de l'affectivité[50]. »

Tout est lié, quand un enfant se met à distance de sa mère et des Autres en utilisant ses organes des sens (mains devant les yeux, mains plaquées sur les oreilles, etc.), il freine aussi sa motricité (sauf dans ses mouvements d'agitation incontrôlés), ainsi que son intelligence, c'est pourquoi certains autistes semblent déficients intellectuellement. Tout ce qui relève de la sphère affective est également bloqué.

Comment expliquer que quelques autistes soient capables de réaliser des performances intellectuelles hors du commun alors qu'ils vivent en retrait du monde avec des échanges très limités ? Tous ces enfants qui paraissent être « coupés » du monde sont à l'écoute de ce qui se passe autour d'eux.

Le désir d'apprendre, de comprendre, leur propre curiosité poussent ces enfants à progresser sans établir de relation avec l'Autre. Ils créent autour d'eux une sorte de « bulle virtuelle », ils se mettent « entre parenthèses », ce qui leur permet de continuer à avancer sur le plan intellectuel sans être dans l'échange. J'ai personnellement utilisé cette façon de faire, c'est ce que font tous les autistes qui parviennent à s'insérer dans la société.

---

[50] Paul Cesari, *Psychologie de l'enfant*, *op. cit.*, p.88

Dans la population, il existe un faible pourcentage de gens ayant une intelligence très supérieure à la moyenne, on retrouve ces mêmes proportions chez les autistes.

Parler de retard mental chez certains d'entre eux est bien hasardeux. Le blocage sensori-moteur et intellectuel empêche l'intelligence de se manifester, elle est présente mais masquée.

Tous les tests que l'on peut faire passer à ces enfants montrent qu'ils sont dans l'incapacité de se mettre à la place de l'Autre, de lui attribuer des pensées, des intentions. C'est évident puisqu'ils s'imposent de vivre en dehors de la relation et qu'ils se tiennent à distance en permanence.

Au moment de l'apprentissage de la lecture, tenir compte du contexte pour comprendre une histoire représente une difficulté pour l'autiste. Il lui faut rapprocher des idées, donner un sens au texte c'est se projeter, être dans la relation, être en face de l'Autre, autant de situations impossibles pour lui. Finalement, il arrive à faire un aménagement en créant autour de lui une sorte de bulle virtuelle qui va lui permettre de comprendre tout en restant isolé.

Personnellement, j'ai pratiqué ainsi durant de nombreuses années. Ceux qui ne trouvent pas spontanément cette voie, on parvient à les aider par certaines méthodes utilisées de nos jours.

Comment expliquer que dans tout travail, toute réalisation, l'autiste s'attache au détail, le résultat global ne semblant pas être primordial pour lui ?

On a vu que dans l'apprentissage de la lecture, l'assemblage des mots ne lui posait pas de problème, mais qu'il était beaucoup plus difficile de saisir le sens de la phrase et de le relier au contexte (résultat global). Les mots isolés ne conduisent pas à la relation, la phrase reliée à son contexte y conduit par projection, on se met à la place de quelqu'un, on est plus ou moins dans l'échange, ce qui est intolérable pour l'autiste.

Pour réaliser un portrait, un artiste va d'abord tracer rapidement le contour puis procéder à la mise en place de détails, d'où va ressortir une personne prise à un moment précis avec ses pensées, ses sentiments qui vont s'exprimer sur la toile. L'autiste va partir d'un détail anodin et procéder comme pour un puzzle en positionnant les éléments les uns à côté des autres pour parvenir au portrait qui sera fidèle mais figé, sans vie.

L'artiste essaye de comprendre son modèle et de le reproduire en laissant transparaître les émotions, il pénètre dans l'intimité de l'Autre et va « fouiller » dans ses sentiments. C'est une démarche impossible pour l'autiste qui part du détail (vide de sens) et parvient au global sans pouvoir se mettre à la place de l'Autre. Un nez, une bouche, des yeux pris séparément n'expriment rien, placés dans un portrait, ensemble ils animent et donnent une expression à un visage.

Quand un autiste regarde quelqu'un, il sépare, il morcelle, il ne voit pas l'Autre mais seulement des éléments divers, l'Autre n'est plus une personne avec des sentiments, il échappe à la relation pour maintenir ses distances et ainsi protéger l'Autre de l'agressivité inconsciente à son égard.

De plus, l'autiste se désintéresse de l'œuvre qu'il réalise, contrairement à l'artiste qui voit la possibilité d'être reconnu à travers son travail, lequel pourra éventuellement avoir une valeur marchande. Pour l'autiste, être félicité est insupportable, il fuit toute relation.

Dans toutes ses activités, il fera toujours la même démarche, il ira du détail vers le global, c'est le puzzle qu'il construit et qui est si rassurant pour lui, puisque, dans son inconscient, c'est la certitude de ne pas se perdre. En effet, j'ai déjà expliqué que l'autiste vit dans un perpétuel mouvement de va-et-vient vers l'Autre, dont il se met à distance pour le protéger de son agressivité inconsciente, et en face-à-face il a l'impression de ne plus exister, de se morceler, de se perdre dans le « Grand Néant Noir » comme le dit Donna Williams, déjà citée. Il en résulte une peur panique de tomber en morceaux, de ne plus pouvoir revivre si des morceaux se perdent comme l'expliquent certains enfants.

Quelques jeunes autistes imposent à leur entourage des mots de substitution, tel le petit Elian, dont le cas est évoqué par Henri Rey-Flaud dans son livre *Les enfants de l'indicible peur*[51]. Cet enfant interdisait de prononcer certains mots : « école » était devenu « centre », « travail » était devenu « boulot », « écrire » était devenu « marquer », Elian se mettant très en colère chaque fois que l'on ne respectait pas ses règles.

Les mots constituent un pont entre soi-même et l'Autre, praticables par l'un et par l'autre. Il n'y a pas de distance, le pont pouvant être franchi par l'un ou par l'autre à tout moment. Pour l'autiste, c'est une situation qui le laisse sans protection, pour garder le contrôle, il place des règles et reste ainsi le « maître du jeu », il gère à sa convenance. Une fois de plus, c'est lui qui impose sa loi. Pourquoi un tel comportement ?

Le mécanisme est toujours le même, il s'agit pour l'autiste de garder ses distances, de ne pas être surpris par

---

[51] Henri Rey-Flaud, *Les enfants de l'indicible peur*, *op. cit.*, p. 352

quelqu'un qui entrerait brutalement dans son « périmètre de protection ». Les mots imposés sont autant de gendarmes qui veillent à maintenir une distance entre lui et l'Autre.

La petite patiente de Bettelheim[52] jouait avec les mots, très angoissée, elle répétait sans cesse « *weather* », or ce mot dans sa bouche correspondait à « *we ate her* », ce qui n'est pas anodin. Cette fillette résidait dans une institution où se trouvaient de nombreux autistes, elle parlait en leur nom.

Les premières difficultés de cette enfant ont commencé pendant les premières semaines de sa vie. Elle est restée accrochée à cette période sans pouvoir vraiment progresser.

Freud indique clairement la présence d'éléments refoulés d'ordre agressif à ce stade. La peur de détruire la mère en prenant le sein apparaît ici avec une extrême netteté. L'enfant dit « *we* (nous) *ate* (mangions) *her* (elle) ». C'est bien l'enfant qui est agressive, elle s'exprime au nom de tous ses semblables et elle dit « *we* (nous) *ate* (mangions) », il s'agit bien de mettre dans la bouche, c'est le bébé qui prend le sein, et enfin « *her* (elle) » qui ne peut désigner que la mère. La terreur de l'enfant est due au fait qu'elle pense qu'elle va détruire sa mère en la mangeant (on est bien au stade oral). La fillette n'a pas su trouver le bon équilibre qui lui aurait permis de prendre le sein sans détruire, elle aurait pu trouver du bonheur auprès de sa mère, au lieu de cela, elle continue à « buter » sur le même obstacle, terriblement angoissée. Elle est contrainte de garder ses distances dans un geste de protection et d'amour pour sa mère comme le font tous les autistes.

Donna Williams, citée plusieurs fois, est une patiente fort intelligente. Elle a mis en place plusieurs stratégies

---

[52] *Ibid*, p. 347-348

pour pouvoir progresser en tenant compte de son handicap. Ainsi, elle a changé à deux reprises de prénom. Elle procédait comme d'autres autistes, se scindant par la pensée en deux personnes réunies, l'une, Donna la méchante, celle qu'il fallait oublier, et l'autre, Carol, la gentille, la respectable qui méritait d'être considérée. C'était l'une des façons qu'elle utilisait pour essayer de rompre avec son passé. Elle a également appris l'allemand, cette langue étrangère constituant une barrière entre elle et les autres.

Comme on peut le constater, quelle que soit la méthode employée, il s'agit toujours de placer une distance entre soi-même et l'Autre.

Certains autistes dits Asperger sont capables de réaliser des performances intellectuelles. C'est le cas de Christopher[53], polyglotte, dont « la capacité d'acquisition des mots d'une nouvelle langue est phénoménale ». Il est capable de traduire des textes écrits en plusieurs langues mais se révèle incapable de parler ces mêmes langues. S'il n'était pas autiste, Christopher appartiendrait à une élite intellectuelle, mais il est obligé de composer avec son handicap et, s'il peut écrire et traduire plusieurs langues, il s'interdit de les parler pour éviter d'être dans la relation (il parle très certainement dans sa tête mais ne le dit pas). Le problème est toujours le même : il faut garder ses distances avec l'Autre, ne pas échanger, rester dans la neutralité.

Qu'est-ce que le syndrome d'Asperger ? Les personnes concernées présentent une intelligence hors normes, associée à l'autisme. Certains enfants surdoués ou précoces sont également autistes et deviendront des Asperger pour certains d'entre eux. Ils apprennent à lire et à parler avant les autres, ce qui masque leur handicap pendant quelque

[53] Exemple évoqué par Uta Frith, *L'énigme de l'autisme*, *op. cit.*, p.227

temps. Mais par la suite, ils souffrent des mêmes difficultés que les autres enfants et ils essayent de compenser leur handicap avec les mêmes méthodes. Le but à poursuivre est toujours le même : maintenir ses distances avec l'Autre.

La responsabilité ?

Pendant longtemps, on a considéré que la mère était responsable du chaos dans lequel s'est enfoncé son enfant. On parle de l'attitude de la mauvaise mère, de femmes incapables de prendre en charge leur nourrisson, déboussolées par leurs cris. On cite des familles dites « équilibrées » avec plusieurs enfants évoluant sans problème, le dernier de la fratrie atteint d'autisme, on essaye d'expliquer que cet enfant est peut-être venu troubler cet équilibre.

On ne parle jamais des enfants qui débutent leur existence dans des familles en difficulté où la priorité n'est pas le nourrisson, l'enfant passant de mains en mains sans que l'on n'ait le temps de se préoccuper vraiment de lui. Ils ne deviennent pas autistes pour autant, certains peut-être, mais pas en plus grande proportion que ceux qui sont entourés d'une grande stabilité, preuve que la mère et l'environnement n'ont rien à voir avec l'autisme de l'enfant.

Cette pathologie a toujours existé, mais avant Asperger et Kanner (vers 1940), personne ne s'y intéressait. Les enfants évoluaient comme ils pouvaient, pour la majorité d'entre eux, les troubles se modifiaient avec l'âge, permettant une insertion plus ou moins bonne dans la société ; les autres restaient profondément handicapés sans parvenir à l'apprentissage de la lecture qui n'était pas proposé dans la mesure où ils restaient mutiques. On sait aujourd'hui qu'un enfant qui ne parle pas est tout à fait capable de lire, de comprendre même s'il n'en manifeste pas le désir.

Si on ne culpabilise plus les mères, beaucoup d'entre elles pensent que si leur enfant est autiste, c'est tout de même en partie de leur faute. Il faut dire et répéter à ces femmes qu'elles ne sont pas responsables de la pathologie de leur enfant et, imprégnées de cette certitude, elles seront plus sereines auprès de lui. Les autistes écoutent, observent tout ce qui se passe autour d'eux, ils perçoivent l'état psychique de leur mère, sentent si elle est stressée, angoissée. Ils réagissent en culpabilisant, ce qui entraîne, pour eux, la nécessité d'augmenter la distance entre eux et elle, pour la protéger de leur agressivité inconsciente.

En effet, j'ai déjà longuement expliqué et démontré que l'autisme est l'expression de la culpabilité agie du stade oral. Le « Ça » est tout puissant et comporte des éléments refoulés agressifs. Personne ne tient compte de ces éléments agressifs alors que c'est pourtant eux qui posent problème au nourrisson. Prendre le sein, pour l'enfant, c'est risquer de détruire sa mère. S'il n'arrive pas à trouver un équilibre entre plaisir de prendre et peur de détruire, alors il est pris dans le doute et la tourmente ; si les éléments agressifs sont très puissants, donc la peur de tuer la mère également, alors il va se mettre à distance pour la protéger, et en agissant ainsi, il se vit comme coupable. C'est bien un geste d'amour.

Une mère qui rejette son enfant consciemment ou inconsciemment va entraîner un repli de celui-ci sur lui-même dans la période que Piaget qualifie de sensori-motrice (de 0 à 3 ans). L'enfant va se mettre en retrait par manque de stimulation de ses organes des sens, de sa motricité, en quelque sorte tout est mis « en sourdine » mais prêt à être restimulé par la mère ou un substitut.

Pour l'autiste, ce n'est pas la mère qui le met à distance d'elle-même mais c'est l'enfant qui installe cette distance entre lui et sa mère. Toute tentative de la mère pour le rapprocher d'elle est vaine, le résultat aboutit à une grande souffrance pour l'enfant qui doit absolument rester loin d'elle pour la protéger de son agressivité inconsciente. Bien sûr, c'est la culpabilité agie qui est à l'œuvre.

Donc l'enfant dépressif se met en retrait parce qu'il ne se sent pas accepté et il est dans l'attente d'être stimulé, l'autiste, lui, se met en retrait uniquement pour protéger l'Autre, être accepté ou rejeté par la mère n'est pas son problème. Il est évident que la mère n'a aucune responsabilité dans cette affaire.

J'ai parlé du cas de la petite patiente de Bettelheim précédemment, qui s'exprimait au nom des enfants autistes de l'institution dans laquelle elle avait été placée et qui répétait « *weather (we* – nous, *ate* – mangions, *her* – elle) ». Elle était hantée par cette idée, ainsi que ses compagnons : il s'agissait bien du sein maternel qui était incorporé dans l'imagination de ces enfants et en agissant ainsi, la mère était mangée et détruite. C'est cela qui les avait précipités dans l'autisme.

Que la mère soit particulièrement attentive à son enfant ou qu'elle le délaisse n'a aucune incidence, c'est lui et lui seul qui va opter pour la bonne voie qui le conduira à s'épanouir ou l'autre solution qui va l'engager dans l'isolement. C'est lui qui va devoir renoncer à son agressivité inconsciente, la moduler et s'il n'y parvient pas, alors il va se mettre à distance et culpabiliser. Par la suite, tout reproche, même anodin, entraînera une culpabilité qui le ramènera à cette période de sa prime enfance.

Quand l'enfant fait le choix de s'éloigner de sa mère, il ne s'est pas « coupé » d'elle pour autant mais il a créé une relation particulière à l'Autre, qui va dérouter son entourage.

Les cris, les pleurs de ces enfants sont des réactions de rage, de terreur, ce n'est pas un appel de détresse lancé à la mère, l'enfant s'est isolé mais reste réceptif à tout ce qui l'entoure ; toute tentative pour voler à son secours déclenche sa fureur car il se vit comme violent et destructeur. L'aider, c'est se rapprocher de lui, et là, il panique car il craint inconsciemment de détruire la personne qui veut lui venir en aide. Son entourage est dans un profond désarroi.

La mère n'a aucune responsabilité, c'est l'enfant qui n'a pas su trouver le bon chemin. L'autiste s'enferme dans sa « forteresse », dans son « bunker » pour protéger sa mère et plus tard l'Autre, de son agressivité inconsciente qu'il développe à son encontre. C'est une attitude bien difficile à comprendre pour les parents et les soignants.

L'enfant va devoir adopter toute une stratégie pour progresser en gardant ses distances. Il ne vit centré que sur sa mère, son désir d'aller vers elle est très puissant mais en même temps, la peur de la détruire va entraîner un comportement particulier. En face d'elle, il a l'impression de ne plus être, de se morceler pour la protéger de lui-même, mais dans le même temps, il a peur de se perdre. Il est pris dans une effroyable contradiction : être/ne pas être, se morceler/ne pas se morceler, se perdre/ne pas se perdre ; c'est la raison pour laquelle les jeux du puzzle, du miroir, de la flaque d'eau, attirent ces enfants, ils peuvent faire disparaître, morceler et faire réapparaître, recomposer à l'identique. Ils n'ont rien détruit, ils sont entiers, ils n'ont rien perdu. Que c'est rassurant pour eux !

Ainsi, Donna Williams, déjà citée, disait : « Ma perception du corps entier était morcelée[54]. » Elle exprime ainsi bien son souhait, elle ne veut pas être une personne en face de l'Autre, mais un ensemble de morceaux. En étant une personne, elle se place dans la relation et fait courir un

---

[54] Donna Williams, *Quelqu'un, quelque part*, *op. cit.*, p. 314

danger à l'Autre, pense-t-elle inconsciemment. Si elle est morcelée, ce n'est plus une personne, donc elle n'est plus dans la relation, mais en même temps, elle est terrorisée à l'idée de ne plus être, d'où la nécessité de contrôler que toutes les parties de son corps sont bien présentes mais aussi séparées. Beaucoup d'autistes font ce type de construction.

Ces enfants souffrent beaucoup, toute leur conduite n'a qu'un seul but : protéger leur mère. En ne parvenant pas à composer avec leur agressivité inconsciente, leur vie est devenue infernale, mais leur mère ne doit pas se considérer comme responsable.

L'autiste et l'animal

De nombreux travaux sur l'autisme ont été réalisés, des neuropsychologues, des psychanalystes, des généticiens associent leurs efforts sans vraiment aboutir à des conclusions. Des autistes et leurs parents ont écrit des livres, fait des publications qui témoignent fidèlement de leur vécu quotidien, ces documents permettent de comparer les récits et de constater que l'on retrouve toujours, sous des aspects différents, les mêmes comportements. Tous ces témoignages mettent en évidence la façon dont ces enfants réagissent face aux humains mais rien n'est dit de leur conduite face à l'animal.

Personnellement, dans mon enfance, quand je me sentais triste, l'esprit dans le vide, apathique, le fait de pouvoir courir vers ma chienne me transformait. Je la prenais dans mes bras, la caressais, son souffle sur mon visage me remplissait de joie, je revivais, mon visage s'illuminait, ma fatigue disparaissait, j'étais heureuse quelques instants. Tout ce plaisir que j'éprouvais, je ne pouvais pas le trouver près des humains, je n'étais que tristesse. Pourquoi ?

L'autiste a un bon contact avec l'animal mais avec les humains, tout se bloque. C'est cette agressivité inconsciente (dont j'ai déjà longuement parlé), entraînant la culpabilité agie, qui est à l'œuvre en face des humains. Elle n'existe pas face à l'animal, c'est ce qui est à l'origine de la différence de comportement.

L'autiste obéit à cette contrainte psychologique qui lui impose de se tenir à distance de sa mère et de l'Autre dans un geste protecteur, mais avec l'animal, il n'y a aucune contrainte, il peut s'exprimer émotionnellement et s'extérioriser.

Quelques psychiatres ont compris le bénéfice que pouvait tirer l'autiste de ce contact avec l'animal. Ils ont constaté que leurs petits patients étaient plus calmes, plus détendus pour quelques heures, le retour vers les soignants entraînant la réapparition de leur « mal-être ». Je citerai le cas d'un autiste mutique de 7 à 8 ans auquel son père faisait des reproches. L'enfant se mit dans une violente colère puis se précipita dans l'écurie où se trouvait un cheval et là, serré contre l'animal, il se mit à parler. Sa peur et son stress s'évacuèrent. Il avait là le comportement de tous les enfants de son âge.

Une fois de plus on peut constater que c'est la relation à la mère et à l'Autre qui pose problème. Ces enfants sont écrasés par la culpabilité inconsciente qui dicte leur conduite. Avec l'animal, ils ne se vivent plus comme dangereux ou coupables, le contact est possible, tous les organes des sens fonctionnent normalement, leur motricité, leur intelligence ne sont plus freinées, ils n'ont plus à se mettre « entre parenthèses », les émotions émergent, c'est la liberté et le plaisir de vivre.

Il est évident que pour qu'il y ait un effet bénéfique, cette relation avec l'animal doit être quotidienne et suffisamment longue. L'enfant va rapidement prendre conscience qu'il se sent bien dans une telle proximité et qu'il éprouve un profond malaise près de sa mère et des autres ; les parents eux aussi constatent la différence de comportement.

Pourquoi ce décalage ? La réponse est évidente : en face de l'animal, il n'y a pas de culpabilité.

Une chienne, type labrador, serait un bon choix pour accompagner ces enfants qui passeront beaucoup de temps près d'elle. Les parents ne doivent pas intervenir, laissant leur petit évoluer librement. Assez vite, l'enfant prendra l'habitude de se réfugier près de sa chienne quand il se sentira mal, et c'est tout le climat familial qui va s'améliorer.

La mère est une femme fatiguée, dormant peu. Si l'enfant est très jeune, il se réveille souvent en proie à des terreurs nocturnes, à des agitations, dues au fait que la nuit, le « Ça » est tout puissant, les pulsions ne sont plus contrôlées, l'agressivité refoulée se libère et la peur de détruire l'Autre est renforcée. C'est ce qui entraîne le réveil.

Dans la journée, la culpabilité agie s'exprime en permanence, l'autiste passe son temps à maintenir ses distances avec l'Autre, son stress ne cesse jamais. Le fait de pouvoir trouver refuge près de sa chienne va lui donner la possibilité d'échapper pendant quelque temps à la culpabilité agie, l'angoisse va disparaître, le calme va revenir, les stéréotypies vont cesser.

L'animal va inciter son petit compagnon à agir, à prendre des initiatives, des liens vont se créer, l'autiste va chercher à répondre aux demandes de sa chienne et, pour cela, il va devoir se mettre à sa place en observant son regard. Ces réactions, un tel comportement, il ne peut les avoir face à un être humain. C'est bien la preuve que ce sont des problèmes d'ordre psychologique qui sont à l'origine de l'autisme.

Un tel contact va permettre à l'enfant d'éprouver du plaisir, de constater en ouvrant la gueule de l'animal, que sa chienne a de gros crocs, qu'elle peut être dangereuse mais qu'en même temps elle est douce, léchant volontiers son visage. Elle est capable de mordre, voire de tuer, mais elle peut aussi, par son contact, transmettre sa chaleur : c'est le couple violence destructrice/amour réunis dans le même être. On peut faire le même constat chez les humains, mais pour l'autiste, tout est différent. Il se vit comme un tueur, il est très attaché à sa mère, il l'aime mais en allant vers elle, il pense inconsciemment qu'il va la détruire, d'où la nécessité pour lui de toujours se tenir à distance.

L'autiste va observer le comportement de l'animal, ce sera pour lui une source de questionnement que peuvent exploiter les soignants ou l'entourage pour le faire progresser. Cette agressivité hypertrophiée que le jeune enfant n'a pas su gérer, il va falloir l'aider à la faire régresser suffisamment pour qu'il puisse aller vers l'Autre et s'exprimer émotionnellement.

Pour améliorer la qualité de vie des autistes, on peut exploiter le bon contact qu'ils établissent avec l'animal, ce qui leur permet de se dégager momentanément de leur culpabilité.

Les documentaires sur les grands singes (gorilles, orangs-outans et bonobos) sont aussi particulièrement intéressants. Les familles de gorilles sont assez proches de l'Homme par leur comportement, les femelles vivent avec leur petit accroché à elles, leurs yeux ressemblent étonnamment à ceux des humains et par projection, une identification au bébé gorille est possible. La mère, avec ses grosses canines, est potentiellement dangereuse, le petit aussi, mais ils vivent en parfaite harmonie. Un travail va se faire dans la tête de l'autiste. S'il est aidé par l'entourage par le biais de remarques appropriées, il va prendre conscience que l'on peut être un danger potentiel pour l'Autre tout en pouvant s'abstenir d'agresser.

Personnellement, j'ai souvent utilisé cette possibilité de me projeter en me remémorant certaines séquences filmées pour évacuer un stress devenu insupportable.

Le contact avec l'animal doit être quotidien et suffisamment long pour en tirer de réels bénéfices. Il faut qu'une relation s'établisse avec l'animal, que l'autiste puisse exprimer des émotions, ce qui confirme bien, comme je l'ai dit, aux parents et soignants que le problème de l'autisme est psychologique (pas de culpabilité en face de l'animal, une culpabilité agie en face de l'humain). L'autiste ne choisit pas de se retirer, de se tenir à distance de l'Autre mais ce sont des contraintes psychologiques qui l'imposent.

Pour progresser, il faut comprendre le mécanisme de l'autisme, les malades se vivent comme tout-puissants et destructeurs, il va falloir atténuer cette violence, cette toute-puissance par des jeux, des dessins, des projections, etc., pour cheminer vers la possibilité d'établir une relation et enfin trouver le chemin du plaisir près des humains. C'est un travail long, difficile, incontournable et l'animal doit rester au cœur du programme.

Le jeune enfant doit être guidé en permanence, l'adulte qui a compris le mécanisme de l'autisme va pouvoir se prendre en charge. C'est un travail de tous les instants puisque toute activité, toute pensée est un pas vers l'Autre que l'autiste est contraint de bloquer par tous les moyens possibles. Il doit identifier, analyser ses comportements, ses blocages qui expriment sa culpabilité qui le pousse à se retirer et à mettre une distance entre lui et l'Autre. La famille constitue un soutien indispensable. Le « Moi » doit s'imposer au « Ça » pour finalement le placer sous son contrôle. Le vécu destructeur va s'atténuer et un sentiment de culpabilité va enfin trouver sa place, accompagné de facteurs émotionnels. Il faut du temps, beaucoup d'efforts, un travail incessant, et la présence de l'animal pour pallier les périodes de découragement inévitables.

Autisme et vaccination

Certains parents pensent que le triple vaccin ROR (rougeole – oreillons – rubéole) qui se pratique vers l'âge de douze mois serait à l'origine de l'autisme de leur enfant, on parle moins du Tétracoq (tétanos – diphtérie – coqueluche – poliomyélite) injecté à trois, quatre et cinq mois. Il n'y a aucune raison d'incriminer l'un et pas l'autre.

La maladie s'installe quand l'enfant n'arrive pas à composer avec son agressivité inconsciente dans les premières semaines de vie, comme expliqué déjà de nombreuses fois. Certains enfants vont être bloqués précocement et se replier sur eux-mêmes, c'est une minorité. Les autres vont hésiter entre agressivité inconsciente destructrice et plaisir et opteront finalement pour l'une ou l'autre voie vers l'âge de 10/12/14 mois, quelques fois encore plus tardivement. L'autisme va se développer progressivement sans que l'entourage ne s'aperçoive vraiment de la transformation en cours.

La plupart des vaccinations s'accompagnent de fatigue, douleurs, fièvres plus ou moins importantes, le jeune enfant éprouve alors le besoin de se faire câliner, dorloter mais pour l'autiste, qui commence à prendre ses distances avec sa mère sans que celle-ci ne s'en rende compte, tout va éclater brutalement. Le retrait qui s'amorçait et conduisait à un isolement progressif va soudain être accéléré. L'explication est toujours la même, l'agressivité inconsciente va entraîner la culpabilité agie qui s'exprime par la distance que l'enfant met entre lui et sa mère, pour la protéger. Fatigué par la vaccination, le jeune bambin ressent le besoin d'être proche de sa mère et en même temps, l'autisme se développant, il est contraint de maintenir ses distances avec elle. C'est une contradiction insupportable pour l'enfant, qui se traduit par une profonde perturbation, une agitation, une fureur, des cris incompréhensibles pour l'entourage qui n'a pas su voir les changements de comportement qui se mettaient peu à peu en place.

En résumé, on peut dire que la vaccination entraîne la fièvre et la fatigue qui déclenchent le besoin de se rapprocher de la mère mais conjointement, l'autisme impose l'éloignement d'où l'extrême perturbation de l'enfant. Ceci est la preuve que la vaccination n'est pas à l'origine de l'autisme mais en est peut-être révélatrice dans certains cas.

Si l'enfant n'avait pas été vacciné, la maladie en cours de développement aurait continué de se développer de façon plus insidieuse.

Autisme et genre

Tous les travaux effectués sur l'autisme montrent que les garçons sont beaucoup plus nombreux à être touchés que les filles. Il y aurait environ 80% d'autistes de sexe masculin et 20% de sexe féminin. Pourquoi un tel écart ?

Revenons à la façon dont se constitue l'autisme. Au cours des premières semaines de vie, l'enfant va être confronté au choix suivant : prendre le sein maternel sans détruire ou se tenir à distance de sa mère.

La plupart des enfants optent pour la voie du plaisir en prenant le sein et ils comblent ainsi leur mère de joie. Certains vont rester quelque temps dans l'alternative, différant leur choix, enfin les derniers vont se mettre d'emblée à distance.

Tous les enfants affrontent la même difficulté et dans la majorité des cas, tout se passe bien. Pourquoi les autres sont-ils bloqués ?

Très certainement, ceux qui ont renoncé à leur agressivité inconsciente ou ont été capables de la moduler, ont pu y parvenir en partie car ils ont réussi à s'exprimer émotionnellement. Les pleurs du nourrisson, dans ce cas, lui permettent de se libérer de sa culpabilité et de rester près de sa mère, la culpabilité agie comportant la nécessité de se tenir à distance ne s'installe donc pas.

En effet, l'autiste ne s'exprime pas émotionnellement, il pleure de rage, de colère mais l'émotion qui pourrait le ramener vers l'Autre est absente, la peur de détruire est la plus forte, empêchant tout rapprochement.

Le sexe féminin a plus tendance à laisser libre cours à ses émotions, c'est très certainement la raison qui explique le faible nombre de filles parmi la population d'autistes. Le sexe masculin est plus dans le contrôle, la rigidité.

Exprimer un sentiment de culpabilité, c'est-à-dire se sentir coupable vis-à-vis de quelqu'un, permet de se rapprocher de cette personne et de se libérer par l'émotion. Pour l'autiste, tout est différent, il s'agit d'une culpabilité agie, l'émotion est absente, il se tient à distance, toujours pour les mêmes raisons : protéger l'Autre de son agressivité inconsciente.

Quelle solution envisager ? Il faudrait repérer le moment où l'enfant s'éloigne de sa mère (refus de manger associé au regard fuyant, pas de réponse à l'appel de son nom, troubles du sommeil, agitation, cris, hurlements, évitement de la mère, etc.), et mettre en place une technique qui favoriserait l'émergence de l'émotion pour que l'enfant puisse se libérer. C'est une piste de travail qui empêcherait l'enfant de s'enfoncer dans l'autisme.

Que penser des méthodes visant à insérer l'autiste dans la société ?

Ces méthodes sont indispensables mais il ne faut pas perdre de vue qu'il s'agit d'insérer et non pas de traiter la maladie. Plus le travail avec l'autiste est commencé tôt, meilleure sera son insertion.

La mère doit être attentive à tout changement de comportement chez son nourrisson. Certains enfants resteront très handicapés si aucun traitement visant à les insérer n'est mis en place, d'autres, moins atteints, garderont des difficultés relationnelles handicapantes mais compatibles avec une vie sociale.

La mère doit s'interroger quand son jeune enfant dort mal, se réveillant plusieurs fois par nuit en hurlant, lorsqu'il ne veut plus manger, lorsqu'il pleure ou crie sans cause apparente, s'il ne regarde plus en face, ne répond plus à l'appel de son nom mais réagit normalement aux autres bruits, et accepte mal que l'on s'approche de lui. Le pédiatre doit considérer tous ces faits, essayer d'approfondir la situation et prendre les bonnes décisions.

Comme nous l'avons vu, c'est dans la période de la petite enfance que le « Ça » est tout-puissant selon Freud, les pulsions gouvernent l'individu, le « Moi » n'est pas encore là pour réguler le premier. L'enfant vit centré sur sa mère et toute activité motrice ou intellectuelle constitue un pas vers elle. C'est aussi le temps de l'intelligence sensori-motrice de Piaget, Wallon et Malrieu.

Les méthodes contraignantes utilisées dans certaines thérapies imposent des règles à l'autiste et permettent ainsi une évolution. En effet, ces instances extérieures vont se substituer au « Moi » défaillant du malade, l'obligeant à agir dans tous les domaines et imposant au « Ça » d'occuper de moins en moins de place.

Ce que ne peut faire l'autiste spontanément puisque toute activité est un pas vers l'Autre (donc comportant un risque de le détruire), il va pouvoir le faire si une force extérieure le lui impose. Ainsi il ne se vit plus comme coupable. C'est une façon de fonctionner que je connais bien pour l'avoir pratiquée. Progressivement, l'habitude s'installe et la contrainte extérieure va pouvoir s'effacer. Que s'est-il passé ?

Cette force extérieure a obligé à agir, mais sans aller vers l'Autre, donc l'autiste a dû trouver un autre « circuit », agir sans être dans la relation, c'est-à-dire créer une sorte de « bulle virtuelle » autour de soi, se mettre entre parenthèses, avoir des activités non orientées vers l'Autre. Un grand pas a été fait vers l'insertion mais le problème essentiel n'est pas réglé. L'autiste reste en dehors de la relation, il est toujours fixé à ce stade oral où il s'impose de maintenir ses distances avec l'Autre.

Certains malades arrivent à trouver seuls le « circuit » qui va leur permettre de progresser et de s'insérer dans la société. Ils ont su créer cette sorte de « bulle virtuelle » autour d'eux mais ils restent profondément isolés, handicapés, ils continuent à s'interdire toute vie relationnelle, tout contact affectif.

Comment progresser ?

Certains nourrissons se replient très tôt sur eux-mêmes, à tel point que quelques spécialistes ont pu croire qu'il existait d'emblée un repli autistique, d'autres vont connaître un temps d'hésitation, de latence, qui peut faire croire à l'entourage que tout va bien, l'autisme s'installant progressivement. Pourtant, il s'agit du même problème. L'ancrage se situe au niveau du stade oral, le « Ça » impose sa loi, les éléments agressifs refoulés dont parle Freud s'expriment sous la forme d'une culpabilité agie, donc masquée, qui elle se traduit par la nécessité pour l'enfant de se tenir à distance de l'Autre afin de le protéger. L'enfant se vit comme un danger pour l'Autre.

Ce qui est difficile à admettre, c'est que le nourrisson puisse exprimer une culpabilité agie, c'est pourtant le cas. C'est bien en prenant le sein qu'il a peur de détruire sa mère.

La vie de l'autiste est infernale, toute activité étant un pas vers l'Autre, il doit se mettre en retrait ou se placer dans une sorte de « bulle virtuelle », une citadelle, un bunker en permanence.

La présence d'un animal familier (plutôt une petite chienne douce) près de l'autiste va lui permettre d'établir un contact sans culpabilité. Tout ce qui est bloqué en face de l'humain (organes des sens, motricité, intelligence, affectivité) fonctionne sans entrave avec l'animal. La tension, le stress disparaissent, le malade et son entourage apprécient ces moments de repos. Avec l'animal, l'autiste établit une relation dans laquelle il prend du plaisir, la culpabilité n'existant pas, l'émotion émerge, le contact physique est possible.

J'ai longuement expliqué ce qu'est l'autisme. Pour pouvoir progresser, il faut transformer la culpabilité agie inconsciente en sentiment de culpabilité. Pour que ceci soit possible, il est indispensable que l'agressivité s'atténue, c'est la condition essentielle pour que l'autiste puisse se rapprocher de l'Autre. En effet, c'est l'agressivité masquée qui entraîne le repli sur soi, le retrait est l'expression de la culpabilité agie qui est à l'origine de l'autisme.

Comment procéder chez l'enfant ? Surtout s'il est très jeune, il n'est pas en mesure de comprendre ce qui lui arrive. Il va falloir agir dans deux directions : utiliser des méthodes visant à l'insertion dans la société, et parallèlement atténuer son agressivité.

Comment favoriser l'insertion ? Le jeune enfant est sous l'emprise d'un « Ça » tout-puissant, le « Moi » est pratiquement inexistant à cet âge. Il faut qu'une force extérieure se substitue au « Moi » et oblige l'autiste à agir, c'est ce qui se passe avec les méthodes éducatives contraignantes qui permettent une réelle progression. Les apprentissages sont possibles même avec des enfants mutiques. Ces petits malades doivent être toujours engagés dans des activités pour éviter qu'ils ne se replient sur eux-mêmes et soient embarqués dans des mouvements de va-et-vient, dans des stéréotypies sans fin.

Ces techniques tirent l'enfant de son inaction, les activités proposées ne sont jamais orientées vers l'Autre, ces enfants ne s'adressent à personne, ils créent autour d'eux une sorte de « bulle virtuelle » qui les isole, c'est le seul moyen pour eux de progresser. Cette façon de procéder que l'Asperger a découverte seul, très tôt, poussé par sa curiosité intellectuelle, les autres autistes y parviennent plus tard avec l'aide des soignants.

Comment atténuer l'agressivité inconsciente ? Le contact quotidien à la maison avec une petite chienne va permettre à l'enfant de constater qu'il se sent bien près d'elle, que les gros crocs dans sa gueule pourraient servir à le mordre, voire le tuer, mais que la bête ne s'en sert pas contre lui. Il y a un travail à faire avec l'enfant pour qu'il comprenne que l'animal, potentiellement dangereux, peut lui apporter beaucoup de chaleur. L'autiste pense inconsciemment qu'il est un danger pour sa mère et uniquement cela, pour lui c'est la loi du tout ou rien. C'est à force de parler de l'animal, d'expliquer, que l'enfant se posera des questions sur sa propre dangerosité. Les séquences filmées représentant des animaux qui ont un comportement proche du nôtre, les grands singes par exemple, et surtout des femelles gorilles avec leurs petits, vont permettre de faire un travail sur la violence potentielle qui coexiste avec la tendresse de la femelle pour son petit. Ce message doit passer dans la tête de l'enfant qui va se l'approprier progressivement.

Les psychodrames pourront aussi être d'une grande utilité. Faire jouer des scènes comportant des actes agressifs donne à l'autiste la possibilité de parler, de réfléchir sur son propre comportement. Les jeux comportant une part de violence contrôlée peuvent conduire à un travail de groupe. L'enfant ou l'adulte doit prendre conscience de son agressivité, que celle-ci n'est pas obligatoirement destructrice et qu'elle peut prendre place à côté de sentiments affectueux qui peuvent s'exprimer sans détruire.

Les méthodes éducatives utilisées pour aider ces enfants visent seulement à les insérer dans la société, le handicap subsiste. Si on combine méthodes éducatives et travail sur l'agressivité pour parvenir à l'atténuer, à mieux la gérer, alors le mouvement vers l'Autre va pouvoir se faire.

L'émotion va émerger, c'est le début du long chemin vers la guérison.

En agissant ainsi, que fait-on ? On en revient à ce stade oral où l'enfant a renoncé au plaisir qu'il pouvait prendre près de sa mère, il s'est mis à distance pour la protéger de son agressivité inconsciente. Pour accéder à la guérison, il faut prendre le chemin inverse, c'est-à-dire atténuer l'agressivité pour retrouver la voie qui conduit à la mère, donc à l'Autre.

Comment procéder chez l'adulte ? Pour l'autiste adulte mal inséré dans la société, les méthodes employées pour les enfants doivent lui permettre de progresser. Pour l'autiste bien inséré, le handicap est toujours présent. Je vais expliquer comment j'ai procédé pour moi-même.

Tout d'abord, j'ai fait un travail important pour comprendre la maladie. En rapprochant un certain nombre d'éléments, début des premiers troubles, comportements, symptômes, en reprenant les travaux de Freud, Piaget et Malrieu sur l'enfant de 0 à 3 ans, il devient évident que l'agressivité refoulée évoquée par Freud a un rôle primordial, et que l'intelligence sensori-motrice liée à l'affectivité dont parlent Piaget, Wallon et Malrieu peut fonctionner dans deux sens opposés : soit pour se rapprocher de la mère, soit pour se tenir à distance de celle-ci.

Il faut sans cesse être à l'écoute de ses états mentaux, de ce qui se passe dans son corps, ne jamais perdre de vue que l'autiste reste fixé sur le stade oral. Il passe son temps à aller vers la mère, ou son substitut (l'Autre), mais dans le même temps il doit se tenir à distance d'elle pour ne pas la détruire. Il vit cette contradiction en permanence, c'est ce que son corps exprime, ainsi que ses pensées. Si l'autiste est dans le présent, c'est le passé qui mène le jeu, qui dicte, qui impose sa loi, c'est le « Ça » qui gouverne. L'agressivité refoulée à l'origine de l'autisme doit se modifier, s'atténuer pour devenir compatible avec des sentiments plus tendres. Le recours à des séquences filmées sur les grands singes est très utile, permettant ainsi d'échapper au stress, grâce à la projection. Je m'en suis souvent servie.

Etre à l'écoute de son corps, décrypter ses pensées, savoir que l'on reste fixé sur cette période de la petite enfance, ne pas perdre de vue que c'est l'agressivité inconsciente qui a précipité dans l'autisme, vouloir se battre, lutter contre le « Ça » du stade oral qui n'a plus sa place, doit permettre à un « Moi », plus mature, de contrôler la situation.

Du matin au soir, l'autiste est confronté aux difficultés qu'il doit identifier, il faut toujours les rattacher au stade oral pour en comprendre le sens. C'est à force de répéter cela que l'autiste va être convaincu qu'il continue à vivre dans le passé. Le désir de changement va prendre place, le « Moi » va progressivement s'imposer au « Ça ».

La nuit, le « Ça » occupe toute la place et les pulsions ont libre cours. Le matin, il faut reprendre le contrôle de la situation. Le « Moi » doit gouverner et le malade doit alors faire un réel effort pour démarrer la journée.

Le chemin vers la guérison est long, l'autiste doit s'intéresser à sa maladie, vouloir la comprendre, devenir acteur de sa propre guérison, se prendre en charge, affronter les situations qui l'angoissent, enregistrer ses échecs qu'il doit analyser (en se rappelant toujours qu'il est ancré sur sa petite enfance), pour rebondir et se féliciter de ses progrès quand il constate une amélioration dans sa façon de gérer le face-à-face. Tout ce travail, qui demande un effort régulier et soutenu, apporte au malade de grandes satisfactions. Il a conscience qu'il est en train de se libérer de l'enfermement dans lequel il vit depuis si longtemps, même s'il est bien inséré dans la société.

Au fur et à mesure de ses progrès, l'autiste va s'apercevoir que le contrôle qu'il exerce sur ses organes des sens s'estompe. Il n'est plus paniqué lorsque l'on s'approche de lui, il n'a plus besoin de créer cette sorte de « bulle virtuelle », de forteresse, de bunker qui l'isolait de l'Autre. Le mouvement vers autrui va devenir spontané, l'intelligence se mettant au service de la relation et l'émotion commençant à s'exprimer librement.

Autisme de « haut niveau » (syndrome d'Asperger)

Certains autistes font preuve d'une intelligence très supérieure à la moyenne. Ils sont plutôt précoces dans l'apprentissage de la lecture et du langage, les parents sont satisfaits et les troubles autistiques (regard fuyant, isolement, etc.) qui s'installent progressivement passent inaperçus. Vers l'âge de 7, 8 ans, l'entourage va s'apercevoir du repli de l'enfant sur lui-même. Il fuit les contacts affectifs, ne s'intègre pas dans un groupe, a peur du changement, il est attaché à la routine, au répétitif. Ce qui était pris pour de l'originalité chez leur enfant hors norme va finir par interpeler les parents quand ils constatent tous les problèmes qu'il rencontre et l'état d'isolement dans lequel il se trouve. C'est ce qui va les pousser à consulter, bien que les performances scolaires soient toujours là.

Ce trouble envahit toute l'existence de l'enfant, qui vit centré sur sa mère. Toute activité est un pas vers elle, plus tard vers l'Autre mais en même temps une menace pour elle, d'où le retrait pour la protéger. Les autistes, ancrés dans cette situation, ne peuvent plus en sortir si on ne les aide pas à progresser, mais, l'Asperger, avec son intelligence, arrive à trouver une issue qui va lui permettre d'avancer. Il est curieux, avide de connaissance, de savoir, de comprendre, autant de facteurs qui vont le pousser à réagir. Son besoin d'apprendre, de découvrir va constituer un moteur qui n'existe pas chez les autres enfants, ou va apparaître chez eux plus tard.

L'Asperger, avec sa soif de connaissance, va être pris dans une contradiction comme tous les autistes, mais lui va trouver une issue malgré le handicap. Il satisfait son désir, sa curiosité d'apprendre en séparant les activités intellectuelles des autres activités, de telle façon qu'elles ne soient plus orientées vers la mère ou vers l'Autre, en se mettant dans une sorte de « bulle virtuelle » spontanément. Il renonce ainsi à se servir de son intelligence pour construire une relation. Il est alors libre de progresser comme il le veut dans tel ou tel domaine, puisqu'il ne va pas vers l'Autre. Personnellement, c'est ainsi que j'ai pratiqué.

Les parents d'autistes rêvent d'avoir un « petit Asperger », cependant ils sous-estiment beaucoup la souffrance qu'endurent ces enfants, qui sont capables de faire de brillantes études, donc d'éprouver des satisfactions pour eux-mêmes, mais qui ne peuvent en aucun cas partager, établir une relation, faire des échanges. Pour eux, c'est le désert affectif, ils en sont conscients et en souffrent beaucoup.

Devenus adultes, ils ont du mal à s'intégrer dans la vie active malgré leur potentiel intellectuel. Ils occupent souvent des emplois ne correspondant pas à leur vraie valeur. Leur incapacité à être en face de l'Autre, à établir une relation, les oblige bien souvent à accepter des tâches subalternes. Ils s'en rendent compte, mais ne protestent pas. Dès qu'ils doivent travailler en équipe, ils sont en difficulté et renoncent, généralement. Dans certains cas, la valeur intellectuelle de l'autiste est telle que l'entourage s'adapte à lui pour pouvoir bénéficier de ses remarquables capacités.

Ce qui différencie l'Asperger des autres autistes est cette soif de savoir, de connaître, qui le pousse à se mettre dans une « bulle virtuelle » précocement et spontanément pour satisfaire son désir d'apprendre et de comprendre. Il a réussi à isoler son intelligence qui va pouvoir émerger. **L'intelligence n'est donc plus freinée, mais elle ne doit jamais être mise au service de la relation, elle est souvent**

cependant utilisée pour dominer l'Autre, le mettre à distance.

L'Asperger, malgré ses capacités intellectuelles, reste isolé, replié sur lui-même, égoïste par obligation. Etablir une relation sociale constitue pour lui un gigantesque problème, le handicap étant toujours présent.

Conclusion

L'autisme n'est plus une énigme[55]

L'autisme a toujours existé, Kanner et Asperger ont commencé à s'y intéresser vers 1940, Bettelheim, de 1960 à 1980, a complété leurs travaux, aujourd'hui, de très nombreuses recherches cliniques sont faites, et les parents, les soignants et les autistes eux-mêmes apportent des témoignages et décrivent leur vécu. On s'aperçoit que ces malades, dont les récits sont multiples et variés mais parfaitement décryptables si l'on se réfère aux travaux de Freud, Piaget, Wallon et Malrieu, poursuivent toujours le même but : se tenir à distance de l'Autre.

Ils obéissent à une contrainte psychologique, n'ayant pas su gérer l'agressivité inconsciente du stade oral, ils se vivent comme violents et ont choisi de se mettre à distance pour protéger leur mère de cette agressivité : c'est l'expression de la culpabilité agie du stade oral.

Pour maintenir cette distance, les autistes utilisent leurs organes des sens, leur motricité, leur intelligence, afin d'essayer de se construire sans jamais établir de lien relationnel avec l'Autre. Cette intelligence sensori-motrice inséparable de l'affectivité est mise au service du rapprochement chez l'enfant, au contraire, chez l'autiste, elle sert l'éloignement.

On comprend aisément que pour aller vers la guérison, il va falloir atténuer cette agressivité, l'intelligence sensori-motrice pourra alors s'exprimer dans un sens positif,

[55] Référence à Uta Frith, *L'énigme de l'autisme*, *op. cit.*

l'autiste restant fixé sur le stade oral. Il ne vit pas dans « son monde », il établit avec l'Autre une relation particulière qu'il contrôle (l'Autre étant toujours au centre de ses pensées) et qui vise à garder des distances physiques et à ne rien partager sur le plan intellectuel.

Le cas des enfants mutiques qui soudain laissent échapper quelques mots, une phrase pour ensuite se taire, désemparés d'avoir prononcé ces paroles (toujours bien adaptées à la situation, ce qui prouve que l'autiste comprend ce qui se passe autour de lui), montre qu'ils savent que la parole va les conduire à la relation et comme ils se vivent comme dangereux pour l'Autre, alors ils font le choix de se taire. Ces mots qui ont surgi, à la surprise de l'entourage, ont échappé à leur contrôle rigoureux, ils vont retrouver leur mutisme et pour en sortir, ils devront comprendre qu'ils peuvent parler à condition de ne pas s'adresser à quelqu'un. Ainsi ils ne sont pas dans la relation, donc pas dangereux, pensent-ils inconsciemment, et tout devient possible. Les soignants travailleront dans cet axe, certains malades arrivant à trouver seuls le bon chemin.

L'autiste vit enfermé dans ses contradictions : il souhaite aller vers l'Autre et en même temps, il se l'interdit pour protéger cet Autre de son agressivité inconsciente.

Ainsi, Donna Williams, dont le cas a été évoqué plusieurs fois dans ce livre et dans d'autres, est prise dans une infernale contradiction, mais elle a beaucoup progressé : « Autant autrefois je m'étais investie pour maintenir le monde à distance, autant maintenant j'étais obsédée par l'idée de briser cette vitre [56] », pour elle « c'était à l'évidence une résistance intérieure incontrôlable qui

[56] Donna Williams, *Quelqu'un quelque part*, *op. cit.*, p. 160

[l]'empêchait d'accéder au monde[57]. » Elle le constate, elle souhaite s'intégrer dans la société, donc pouvoir aller vers l'Autre, mais là, elle sent chez elle une « résistance intérieure incontrôlable ». Cette progression s'est faite sans qu'elle comprenne ce qui s'est passé. Pour pouvoir aller vers l'Autre, son agressivité s'est atténuée mais est cependant restée active. En face de l'Autre, elle reste bloquée, toujours pour la même raison : elle a une peur panique de détruire l'Autre (c'est l'agressivité mal gérée du stade oral qui impose la mise à distance et conduit à l'autisme).

Si Donna Williams prend conscience de son agressivité inconsciente et parvient à l'amenuiser encore plus, alors elle va revivre cette période de son enfance où elle hésitait entre aller vers sa mère et prendre du plaisir et se mettre à distance pour protéger celle-ci. Beaucoup d'autistes se rendent compte que si leur insertion sociale est réussie, leur handicap demeure.

Un autre autiste, Birger Sellin, déclare : « Je ne veux plus être enfermé en moi[58]. » Lui aussi souhaite rejoindre ce monde où l'on va librement vers l'Autre, où les échanges sont possibles sans faire courir de risque à l'Autre et à soi-même, dans un souci de protection de cet Autre.

Comprendre le mécanisme de l'autisme doit permettre d'aborder le problème de l'agressivité à l'origine du retrait. Pouvoir être en face de l'Autre sans devoir fuir, tel est l'objectif à atteindre. Cette liberté ne peut se gagner qu'au prix d'efforts quotidiens et permanents.

---

[57] Donna Williams, *Si l'on me touche, je n'existe plus*, *op. cit.*, p. 41
[58] Birger Sellin, *La Solitude du déserteur*, 1998, Robert Laffont, p. 180

Glossaire

Ce glossaire, en grande partie, s'inspire et reprend des définitions données par Michel Godfryd, dans *Vocabulaire psychologique et psychiatrique* (PUF, Que sais-je ? n°2739, 2011) et par Jean-Claude Filloux, dans *L'inconscient* (PUF, Que sais-je ? n°285, 1961).

L'Autre : substitut de la mère

Le « Ça » : ensemble des instincts primitifs (pulsions primaires) qui comporte notamment tous les éléments refoulés d'ordre sexuel ou agressif

Immuable : qui ne change pas, qui reste à l'identique

Inconscient : ensemble des processus qui agissent sur la conduite mais échappent à la conscience. Pour Freud, l'inconscient est organisé en fonction de trois instances de personnalité qui sont : le « Moi », qui régit la vie relationnelle, le « Ça », pulsion instinctuelle, le « Surmoi », exigence socio-culturelle.

Le « Moi » : représente le système conscience/perception. Il désigne l'ensemble des motivations et des actes d'un individu qui conditionnent son adaptation à la réalité, satisfont aux besoins et résolvent les conflits dus aux désirs incompatibles.

Se projeter : projeter un sentiment sur quelqu'un

Pulsion : phénomène dynamique caractérisé par une poussée qui prend sa source dans une excitation corporelle.

Refoulé : mécanisme de défense du « Moi » qui consiste à retenir dans l'inconscient des représentations liées à une pulsion

Sentiment de culpabilité : est conscient contrairement à la culpabilité agie, qui elle est inconsciente. La culpabilité s'exprime dans le comportement, les faits et gestes. Elle peut être difficile à identifier.

Stade oral (ou phase orale) : première période du développement de la sexualité infantile où le plaisir essentiel est procuré par la tétée. Il s'y associe l'incorporation de l'image maternelle grâce aux informations visuelles, auditives, cutanées, olfactives fournies par les sens.

Stéréotypie : répétition continuelle et inadaptée des mêmes gestes, attitudes ou mots

TOC (trouble obsessionnel compulsif) : syndrome constitué soit d'obsessions, soit de compulsions (rites), avec retentissement significatif sur les activités habituelles du sujet.

Bibliographie

- ASPERGER, Hans, *Die Autistischen Psychopathen in Kindersalter* (1944), traduction anglaise par FRITH Uta, *Autism and Asperger syndrome*, Cambridge : Cambridge University Press, 1991
- BARRON, Judy et Sean, *Moi, l'enfant autiste*, Paris : Plon, 1993
- BETTELHEIM, Bruno, *La Forteresse vide*, Paris : Gallimard, 1969
- BUTTEN, Howard, *Quand j'avais cinq ans, je m'ai tué*, Paris : Seuil, 1981
- CESARI, Paul, *Psychologie de l'enfant*, Vendôme : PUF, Que sais-je n°369, 1960
- FILLOUX, Jean-Claude, *L'inconscient*, Vendôme : PUF, Que sais-je n°285, 1961
- FIRINO-MARTEL, Thérèse, *Mon enfant citadelle*, Paris : Fayard, 1996
- FREUD, Sigmund, « Le Moi et le Ça », in *Essais de psychanalyse*, Paris : Payot, 1981
- FREUD, Sigmund, *Abrégé de psychanalyse*, Paris : PUF, 1985
- FREUD, Sigmund, *Le mot d'esprit dans sa relation à l'inconscient*, Paris : Gallimard, collection « Connaissance de l'inconscient », 1988
- FREUD, Sigmund, « Pulsions et destins de pulsions », in *Métapsychologie*, Paris : Gallimard, 1989
- FRITH, Uta, *L'énigme de l'autisme*, Paris : Odile Jacob, 2010
- GODFRYD, Michel, *Vocabulaire psychologique et psychiatrique*, Paris : PUF, Que sais-je n°2739, 2011
- GRANDIN, Temple, *Ma vie d'autiste*, Paris : Odile Jacob, 1994

- KANNER, Leo, « Autistic disturbances of affective contact », in *Nervous Child*, 1942-1943, 2, 3, traduction française in BERQUEZ Gérard, *L'autisme infantile*, Paris : PUF, 1983
- LEFEVRE, Françoise, *Le Petit Prince cannibale*, Paris : J'ai lu, 1991
- PARK, Clara C., *Histoire d'Elly. Le siège*, Paris : Calmann-Lévy, 1972
- REY-FLAUD, Henri, *L'enfant qui s'est arrêté au seuil du langage. Comprendre l'autisme*, Paris : Aubier, 2008
- REY-FLAUD, Henri, *Les enfants de l'indicible peur*, Paris : Aubier, 2010
- ROTHENBERG, Mira, *Des Enfants au regard de pierre*, Paris : Seuil, 1979
- SELLIN, Birger, *Une âme prisonnière*, Paris : Robert Laffont, 1994
- SELLIN, Birger, *La Solitude du déserteur*, Paris : Robert Laffont, 1998
- TOUATI, Bernard, « Quelques repères sur l'apparition du langage et son devenir dans l'autisme », in TOUATI, Bernard, JOLY, Fabien et LAZNIK, Marie-Christine, *Langage, voix et parole dans l'autisme*, Paris : PUF, 2007
- TUSTIN, Frances, *Les Etats autistiques de l'enfant*, Paris : Seuil, 1986
- WILLIAMS, Donna, *Quelqu'un quelque part,* Paris : J'ai lu,1997
- WILLIAMS, Donna, *Si l'on me touche, je n'existe plus*, Paris : J'ai lu, 1999

Table des matières

Préface..11

Introduction..15

Une vie infernale..19

Autisme et organes des sens..27

Autisme et motricité..33

Autisme et intelligence..35

Autisme et agressivité...39

Autisme et culpabilité..49

Autisme et temps immobile..53

Autisme, stéréotypie, immuabilité..................................57

Autisme et comportement obsessionnel.........................61

Nécessité pour l'autiste de mettre une distance, un « écran » entre lui et l'Autre..63

Autisme et émotions..69

Autisme, parole, langage...73

Autisme et performances intellectuelles.........................79

La responsabilité ?..87

L'autiste et l'animal...93

Autisme et vaccination...99

Autisme et genre..101

Que penser des méthodes visant à insérer l'autiste dans la société ?..103

Comment progresser ?..105

Autisme de « haut niveau » (syndrome d'Asperger)......111

Conclusion
L'autisme n'est plus une énigme 115

Glossaire 119

Bibliographie.. 121

Sur le handicap

aux éditions L'Harmattan

Dernières parutions

VERS UNE SOCIO-ANTHROPOLOGIE DU HANDICAP
Sous la direction d'Olivier R.Grim
Tenter de détacher la notion de handicap de la gangue idéologique dans laquelle elle est enfermée, ouvrir la question des personnes en situation de handicap à celle de leur place dans les rapports sociaux, l'économique, le culturel, la politique, telle est l'ambition de ce livre. D'une critique sans concession des présupposés néolibéraux censés définir le handicap à une recherche de son sens anthropologique, ce livre pose également le problème d'une autre norme distincte de la normativité stigmatisante.
(21.00 euros, 206 p.)
ISBN : 978-2-343-00418-1, ISBN EBOOK : 978-2-296-53439-1

FEMMES HANDICAPÉES CITOYENNES AVANT TOUT !
Association «Femmes pour le Dire, Femmes pour Agir !»
Sous la direction de Maudy Piot
Le matin du 25 novembre 2003, des femmes et des hommes, handicapés ou non, se pressaient aux portes de l'Hôtel de Ville de Paris. La réunion s'ouvre avec l'intervention de Lucie Aubrac. La vieille dame raconte presque un siècle d'histoire du handicap. Elle commence avec les gueules cassées de la guerre de 14 et le facteur de son village qu'elle a vu revenir en 1918 avec une « manche de sa veste vide », et ira jusqu'au combat contre les mines anti-personnelles de l'association Handicap International. Le mot d'ordre : Femmes handicapées, citoyennes avant tout !
(26.00 euros, 262 p.)
ISBN : 978-2-343-00616-1, ISBN EBOOK : 978-2-296-53457-5

HANDICAP ET POLITIQUE
Des alliances à construire
Sous la direction de Louis-Michel Renier et Jean Rossignol
L'existence des personnes handicapées oblige à concevoir des politiques gouvernementales balisées par des lois et mises en œuvre dans des pratiques concrètes qui s'adossent sur une vision de l'être humain, sur un projet global de société. La réflexion de cet ouvrage porte sur l'analyse des relations entre trois types d'acteurs : les personnes handicapées (le pouvoir des usagers), des techniciens (le pouvoir exécutif), des responsables élus ou nommés (le pouvoir politique).
(Coll. Ethique Handicap et Société, 17.00 euros, 172 p.)
ISBN : 978-2-343-00473-0, ISBN EBOOK : 978-2-296-53453-7

UN ENFANT HANDICAPÉ : ÉGALISER SES CHANCES

Aide et intervention précoces

Dalla Piazza Serge

L'enfant porteur de déficiences démarre dans la vie avec un avenir hypothéqué. Le concept de handicap est polymorphe, il dépend des lieux et des époques, il varie selon des circonstances morales et économiques. L'impact des politiques des États n'est pas négligeable. Peut-on aider ces enfants dès le plus jeune âge et cela a-t-il un sens ? Peut-on imaginer qu'un enfant né avec une malformation, une trisomie, une surdité, par exemple, devienne un jour un citoyen autonome et acteur de sa vie ?

(Coll. Au carrefour du social, 20.00 euros, 190 p.)

ISBN : 978-2-296-96522-5

CORPS, ÉTHIQUE ET FONCTION ÉDUCATIVE

La différence en question

Gallut Xavier

Il s'agit de faire du corps le point de départ d'une réflexion destinée à éclairer les enjeux à l'oeuvre dans le rapport à l'autre, lorsque celui-ci présente un handicap. Pourquoi le corps est-il source de préoccupation permanente ? Quels sont les enjeux relatifs à la corporéité dans l'action éducative ? Pourquoi l'apparence a-t-elle tant d'importance ? Que nous révèle ce «souci» du corps ? Cette étude s'adresse particulièrement aux professionnels de l'éducation spécialisée travaillant auprès des personnes handicapées, aux psychologues et aux formateurs en travail social.

(Coll. Savoir et formation, série Handicap et Education, 14.00 euros, 128 p.)

ISBN : 978-2-296-96712-0

L'HARMATTAN ITALIA
Via Degli Artisti 15; 10124 Torino
harmattan.italia@gmail.com

L'HARMATTAN HONGRIE
Könyvesbolt ; Kossuth L. u. 14-16
1053 Budapest

L'HARMATTAN KINSHASA
185, avenue Nyangwe
Commune de Lingwala
Kinshasa, R.D. Congo
(00243) 998697603 ou (00243) 999229662

L'HARMATTAN CONGO
67, av. E. P. Lumumba
Bât. – Congo Pharmacie (Bib. Nat.)
BP2874 Brazzaville
harmattan.congo@yahoo.fr

L'HARMATTAN GUINÉE
Almamya Rue KA 028, en face
du restaurant Le Cèdre
OKB agency BP 3470 Conakry
(00224) 657 20 85 08 / 664 28 91 96
harmattanguinee@yahoo.fr

L'HARMATTAN MALI
Rue 73, Porte 536, Niamakoro,
Cité Unicef, Bamako
Tél. 00 (223) 20205724 / +(223) 76378082
poudiougopaul@yahoo.fr
pp.harmattan@gmail.com

L'HARMATTAN CAMEROUN
BP 11486
Face à la SNI, immeuble Don Bosco
Yaoundé
(00237) 99 76 61 66
harmattancam@yahoo.fr

L'HARMATTAN CÔTE D'IVOIRE
Résidence Karl / cité des arts
Abidjan-Cocody 03 BP 1588 Abidjan 03
(00225) 05 77 87 31
etien_nda@yahoo.fr

L'HARMATTAN BURKINA
Penou Achille Some
Ouagadougou
(+226) 70 26 88 27

L'HARMATTAN SÉNÉGAL
10 VDN en face Mermoz, après le pont de Fann
BP 45034 Dakar Fann
33 825 98 58 / 33 860 9858
senharmattan@gmail.com / senlibraire@gmail.com
www.harmattansenegal.com

L'HARMATTAN BÉNIN
ISOR-BENIN
01 BP 359 COTONOU-RP
Quartier Gbèdjromèdé,
Rue Agbélenco, Lot 1247 I
Tél : 00 229 21 32 53 79
christian_dablaka123@yahoo.fr

Achevé d'imprimer par Corlet Numérique - 14110 Condé-sur-Noireau
N° d'Imprimeur : 126593 - Dépôt légal : mars 2016 - *Imprimé en France*

www.ingramcontent.com/pod-product-compliance
Lightning Source LLC
LaVergne TN
LVHW051357061026
849535LV00009B/3237
* 9 7 8 2 3 4 3 0 8 3 0 3 2 *